Diagnostik der Farbensinnstörungen

Eine Einführung
für Sanitätsoffiziere, beamtete Ärzte,
Bahnärzte und Studierende

Von

Professor Dr. **Stargardt** und Professor Dr. **Oloff**
Privatdozent an der Universität   Marine-Oberstabsarzt
zu Kiel

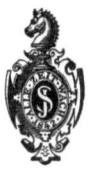

Springer-Verlag Berlin Heidelberg GmbH

1912

ISBN 978-3-662-32485-1   ISBN 978-3-662-33312-9 (eBook)
DOI 10.1007/978-3-662-33312-9
Softcover reprint of the hardcover 1st edition 1912

Diagnostik der Farbensinnstörungen

Inhaltsübersicht.

	Seite
I. Die Bedeutung der Farbensinnuntersuchung	1
II. Der normale Farbensinn	4
A. Das Spektrum und die Farben	4
B. Die Farbenmischungsgesetze	5
C. Die Farbensinntheorien	7
III. Die Störungen des Farbensinnes	9
A. Die angeborenen Formen der Farbenuntüchtigkeit	10
1. Einteilung der angeborenen Farbensinnstörungen nach der Young-Helmholtzschen Theorie	10
2. Die einzelnen Farbensinnstörungen:	
a) Die totale Farbenblindheit (Achromatopsie)	11
b) Die partielle Farbenblindheit (Dichromasie)	11
c) Die Farbensinnschwäche (Anomale Trichromasie)	15
B. Die erworbenen Farbensinnstörungen	17
IV. Die Diagnose der Farbenuntüchtigkeit	18
A. Allgemeines	18
B. Die wichtigsten Untersuchungsmethoden	21
1. Die Untersuchung mit spektralen Farben	21
a) Diagnose der anomalen Trichromasie	22
b) Diagnose der Dichromasie	24
2. Die Untersuchung mit Pigmentfarben	26
a) Holmgreensche Wollprobe	26
b) Adlersche Farbstiftprobe	27
c) Nagelscher Farbengleichungsapparat	28
d) Nagels Tafeln zur Untersuchung des Farbenunterscheidungsvermögens	29
e) Stillings pseudo-isochromatische Tafeln	35
V. Zusammenfassung und Schluß	38
Anlage: Schema für den Gang der Untersuchung am Nagelschen Anomaloskop	41

Vorwort.

Unter den Untersuchungsmethoden des Auges wird die Farbensinnprüfung heutzutage noch vielfach als Stiefkind behandelt. Schuld daran ist wohl in erster Linie der Umstand, daß das Verständnis für die Theorie der Farbensinnstörungen gewisse Vorkenntnisse auf optisch-physikalischem Gebiet voraussetzt, die im allgemeinen als besonders kompliziert gelten. Sodann liefert das landläufige Untersuchungsmaterial unserer Augenkliniken dem Studierenden in der Regel zu wenig Gelegenheit, sich eingehender gerade mit diesem Teil der Funktionsprüfung des Auges zu befassen. Ferner kommt ein großer Teil der praktischen Ärzte später kaum in die Lage, das auf der Universität Gehörte selbständig praktisch zu verwerten. Auf der anderen Seite wird aber auch der Nichtspezialist als Kreisarzt, Bahnarzt, Armee- und insbesondere Marinearzt nicht selten in die Notwendigkeit versetzt, ein eigenes selbständiges Urteil über das Farbenunterscheidungsvermögen eines Untersuchten abzugeben.

Unsere Lehrbücher der Augenheilkunde sind für das nähere praktische Verständnis der Farbensinnprüfung durchweg zu allgemein gehalten. Die neuere Literatur hat infolgedessen eine Reihe von Sonderabhandlungen gezeitigt, die sich lediglich mit der näheren Theorie und Diagnose der Farbensinnstörungen beschäftigen und den Anfänger in dieses immerhin nicht ganz leichte Gebiet einführen sollen.

Ein vor kurzem von Köllner herausgegebenes Lehrbuch berücksichtigt in der Hauptsache die erworbenen Störungen des Farbensinns und kommt aus diesem Grunde und mit Rücksicht auf seinen Umfang wohl ausschließlich für spezialistische Zwecke in Frage. Einige ältere Arbeiten (Nagel, Collin u. a.) sind zwar kürzer und mehr auf das Verständnis des Nichtspezialisten zugeschnitten; sie stehen jedoch insofern nicht mehr auf der Höhe, als ihr Hauptzweck, eine eingehende Schilderung der Vorzüge und der näheren Anwendung der Nagelschen Farbentafeln und des Nagelschen Farbengleichungsapparates behufs Einführung als obligatorische amtliche Untersuchungsmethode zu geben, durch die neuesten Forschungen überholt worden ist. Denn man hat jetzt einwandfrei nachgewiesen, daß auch diesen beiden Prüfungsmethoden Fehler anhaften, die ihre alleinige Anwendung nicht mehr gerechtfertigt erscheinen lassen.

Wir glauben deshalb einem Bedürfnis abzuhelfen, wenn wir unsere auf Grund langjähriger, gemeinsamer Untersuchung gewonnenen Erfahrungen in der Form dieser kurzen Einführung der Öffentlichkeit übergeben.

Stargardt. Oloff.

I. Die Bedeutung der Farbensinnuntersuchung.

Es herrscht heutzutage vielfach die Ansicht, daß seit der vor einigen Jahren erfolgten Einführung der „Nagelschen Farbentafeln zur Prüfung des Farbenunterscheidungsvermögens" bei der Armee, Marine und Eisenbahn die Frage der Farbenuntersuchung ein für allemal geklärt und erledigt sei.

Wir können dieser Ansicht durchaus nicht beitreten. Im Gegenteil haben wir[1]), und unabhängig von uns Stilling[2]) und Seydel[3]) nachgewiesen, daß zwar die Nagelschen Tafeln den früheren, speziell den Holmgreenschen Wollproben überlegen sind, daß sie aber doch noch vieles zu wünschen übrig lassen und in der Praxis keineswegs immer genügen. Im allgemeinen ist man sich über die Wichtigkeit und Notwendigkeit der Farbensinnuntersuchung bei der Marine und Eisenbahn sowie für bestimmte Dienstzweige der Armee einig.

Es gibt aber auch heute noch immer eine ganze Reihe von Ärzten, die auf dem Standpunkt stehen, daß die Bedeutung der Farbensinnstörung für die Praxis überschätzt werde. Das ist in Wirklichkeit durchaus nicht der Fall. Nicht durch theoretische Überlegungen, sondern durch schlechte Erfahrungen in der Praxis ist man zu der Forderung einer exakten Farbensinnuntersuchung gekommen.

Bei der Wichtigkeit gerade dieses Punktes soll im folgenden etwas näher hierauf eingegangen werden.

Zwei Hauptgründe verlangen gebieterisch, daß bestimmte Berufe ein durchaus regelrechtes Farbenunterscheidungsvermögen besitzen, und daß die Prüfungsmethode, die wir hierzu benutzen, absolut einwandfreie Ergebnisse liefert.

---

[1]) Stargardt u. Oloff, Über die Bedeutung und Methodik der Farbensinnuntersuchung. Zeitschrift für Augenheilkunde XXVIII, Heft 1. 1912.

[2]) Stilling, Pseudoisochromatische Tafeln zur Prüfung des Farbensinnes. Neueste Auflagen.

[3]) Seydel, Die partiellen Farbensinnstörungen und ihr Nachweis. Deutsche militärärztl. Zeitschrift 1911.

1. Die Notwendigkeit, Unglücksfälle zu verhüten.
In der Marine und im Eisenbahndienst bedient man sich zur Aufrechterhaltung des Verkehrs farbiger Signale, die bei der heutigen Steigerung der Verkehrsverhältnisse bereits auf sehr weite Entfernungen hin richtig erkannt werden müssen. Unter diesen Signalen spielen gerade die Farben, die vom Farbenuntüchtigen leicht verwechselt werden, Grün und Rot, bei weitem die Hauptrolle. Es leuchtet hiernach ein, daß farbenuntüchtige Personen, die an verantwortlicher Stelle mit dem Ablesen von Signalen betraut sind, unter Umständen das schwerste Unheil anrichten können.

Die Geschichte bietet zahlreiche Belege hierfür, zum Glück nur zum geringen Teil aus unserem Vaterlande, weil man hier der Bedeutung dieser Frage amtlich bereits verhältnismäßig frühzeitig Rechnung getragen hat.

Wie so häufig im Leben gaben Unglücksfälle den ersten Anstoß dazu, den Farbensinn zu berücksichtigen. Bekanntlich wies im Jahre 1875 der schwedische Physiologe Holmgreen überzeugend nach, daß das Eisenbahnunglück bei Lagerlunda in Schweden, bei dem 9 Personen ihren Tod fanden, durch die Farbenblindheit des Lokomotivführers verursacht worden war. In dem gleichen Jahre erfolgte bei Norfolk ein Zusammenstoß zwischen den Dampfern „Lumbermann" und „Isaac Bell", weil der Kapitän des ersteren ein aufgezogenes grünes Licht als rot gesehen und danach seinen Kurs eingerichtet hatte. Es stellte sich nachträglich heraus, daß der Kapitän farbenblind war.

Der Untergang des Dampfers „City of Austria" im Hafen von Fernandia wurde dadurch veranlaßt, daß der Lotse nicht imstande war, die verschiedenen Farben der Bojen richtig zu unterscheiden. Im Februar 1877 bohrte das spanische Kanonenboot „Marinero" den Schoner „Tenerife" dadurch in den Grund, daß der Führer des Schoners die Positionslichter des Kanonenbootes für die weißen Hafenfeuer gehalten hatte. Ebenfalls infolge Verwechslung des roten am Kai stehenden Hafenfeuers mit dem weißen Lichte des Kaimauergebäudes im Hafen von Gibora ging 1879 der Schoner „Teresa" verloren. Noch weitere Fälle führt Prinz im Marine-Verordnungsblatt von 1886 an.

Auch in neuerer Zeit sind eine Anzahl von Unglücksfällen auf See vorgekommen, die auf Farbenblindheit des verantwortlichen

Schiffsführers zurückgeführt werden müssen. Wir wollen hier nur an den Zusammenstoß der Dampfer „Primus" und „Hansa" auf der Unterelbe erinnern, bei dem 107 Personen ertranken.

Ähnlich liegen die Verhältnisse auf dem Lande. Bei dem Eisenbahnunglück Oberkotzau in Bayern war nachweislich Farbenblindheit die Ursache des Unglücks. Ferner gibt es, wie auch Nagel richtig betont, sicher verbürgte Fälle, die ähnlich verlaufen wären, wenn nicht im letzten Augenblick farbentüchtige Personen der Umgebung des Farbenuntüchtigen eingegriffen hätten. Außerdem muß man berücksichtigen, daß es nach einem Unglück häufig nicht mehr möglich ist, festzustellen, ob und wieweit Farbenuntüchtigkeit das Unglück verschuldet hat, da oft genug bei einer solchen Katastrophe der Schiffs- und Lokomotivführer mit ums Leben kommt. Es ist deswegen durchaus möglich, daß bei einer Reihe von Unglücksfällen zu Lande und zu Wasser, die amtlich keine Aufklärung gefunden haben, Farbensinnstörungen eine entscheidende Rolle gespielt haben.

2. **Die Rücksicht auf die sozialen Verhältnisse des Untersuchten.** Sowohl wir, als auch andere Untersucher haben nicht selten feststellen können, daß Leute, die bei ihrem Eintritt in den Bahndienst oder die Handelsmarine die obligatorische Farbensinnprüfung glatt bestanden hatten, sich späterhin auf Grund genauerer Nachprüfung doch als farbenuntüchtig erwiesen und damit in die Zwangslage versetzt wurden, ihren Beruf zu wechseln. Besonders übel sind solche Seeleute von der Handelsmarine daran, die vorher bereits jahrelang bei dieser gefahren waren und sich hier durch Absolvierung des Steuermannsexamens eine sichere Lebensstellung geschaffen hatten. Stellt sich ihre Farbenuntüchtigkeit gelegentlich der Einstellungsuntersuchung bei der Ableistung der aktiven Dienstzeit in der Kriegsmarine heraus, so können sie ihre Dienstzeit nicht an Bord abdienen, sondern müssen das an Land tun. Dadurch wird ihre Farbenuntüchtigkeit ein für allemal nach außen dokumentiert, und sie können nun auch keine Anstellung mehr bei der Handelsmarine finden. Ihre ganze bisherige Lebensarbeit ist damit umsonst getan, denn sie müssen sich jetzt nach einem anderen Beruf umsehen. Bei der Schwierigkeit unseres heutigen Erwerbslebens ist diese nachträgliche Erkenntnis der Farbenuntüchtigkeit naturgemäß stets mit einer zum Teil recht erheblichen Verschlechterung

der sozialen Lage verbunden. Es kann auch aus diesem Grunde nicht genügend betont werden, wie außerordentlich verantwortungsvoll die Farbensinnuntersuchung für den Arzt ist.

Beiläufig sei bei dieser Gelegenheit noch bemerkt, daß auch bestimmte andere Berufe außerhalb des Eisenbahn- und Marinedienstes auf ein gutes Farbenunterscheidungsvermögen angewiesen sind, z. B. der Maler, Apotheker, Arzt, Chemiker, Färber usw. Auch hier wird es für die Betreffenden von großem Vorteil sein, wenn sie sich bereits vor der Berufswahl sicheren Aufschluß über die Beschaffenheit ihres Farbenunterscheidungsvermögens geholt haben.

II. Der normale Farbensinn.
A. Das Spektrum und die Farben.

Läßt man Licht (Sonnenlicht) durch ein Prisma fallen, so wird das Licht von seinem Wege abgelenkt. Da sich aber das Sonnenlicht aus Strahlen verschiedener Wellenlänge zusammensetzt, werden die einzelnen Lichtstrahlen in verschieden starkem Grade abgelenkt. Am wenigsten werden die langwelligen, am stärksten die kurzwelligen Strahlen abgelenkt. Die langwelligen Strahlen (800 $\mu\mu$ = 0,000800 mm) erzeugen beim normalen Menschen die Empfindung Rot, die kurzwelligen (400 $\mu\mu$) Violett. Die zwischen ihnen liegenden Strahlen erzeugen die Empfindungen Orange, Gelb, Grün, Cyanblau, Indigoblau.

Entwirft man von einem vom Sonnenlicht erhellten Spalt ein Bild auf einer weißen Fläche und lenkt das von dem Spalt ausgehende Licht durch ein eingeschobenes Prisma von seinem Verlaufe ab, so sieht ein normales Auge auf der weißen Fläche ein farbiges Band und erkennt nebeneinander die Farben

Rot, Orange, Gelb, Grün, Cyanblau, Indigoblau, Violett.

Ein solches farbiges Band bezeichnet man als „sichtbares Spektrum"[1]. Die 7 Farben, die dieses Spektrum zusammen-

---

[1] Neben den Strahlen des sichtbaren Spektrums existieren noch Strahlen, die langwelliger sind als Rot (die ultraroten Strahlen, die Strahlen der Funkentelegraphie, die Hertzschen Strahlen) und solche, die kurzwelliger sind als Violett (die ultravioletten Strahlen, die Röntgen- und die Radiumstrahlen).

setzen, bezeichnet man als „einfache, reine oder homogene" Lichter, weil sie nicht mehr weiter zerlegt werden können.

Innerhalb jedes einzelnen der 7 homogenen Lichter gibt es nun aber noch weitere Unterschiede. Sie sind bedingt

1. durch den **Farbenton** (Qualität der Farbe). In jedem homogenen Licht vermag das normale Auge noch deutlich verschiedene Farbentöne zu unterscheiden; so lassen sich ein Orangeton von 600 $\mu\mu$ Wellenlänge und ein Orangeton von 610 $\mu\mu$ Wellenlänge noch gut auseinanderhalten. Nach König beträgt die Zahl der auf diese Weise möglichen Farbentöne 160. Nach den beiden Enden des Spektrums ändert sich der Farbenton trotz der Änderung der Wellenlänge immer weniger. Schließlich bleibt an den äußersten Enden jederseits der Farbenton trotz Änderung der Wellenlänge der gleiche, auf dem einen Ende also Rot, auf dem anderen Violett. Man bezeichnet diese im Ton gleichen Strecken auch als „Endstrecken" des Spektrums;
2. durch die **Helligkeit** (Quantität der Farbe). Sie ist abhängig einerseits von der Helligkeit der Lichtquelle, andererseits von dem Adaptationszustande des Auges. Auch ist zu beachten, daß nicht alle Teile des Spektrums dem Auge gleich hell erscheinen. Dem normalen Auge erscheint am hellsten eine Stelle im Gelb; für das farbenuntüchtige Auge dagegen liegt die hellste Stelle nicht im Gelb, sondern je nach der Art der Farbensinnstörung an einer anderen Stelle des Spektrums (vgl. unten);
3. durch die **Sättigung** (Nuance der Farbe). Der Grad der Sättigung hängt ab von der Menge des zugemischten Weiß. Frei von Weiß sind nur die spektralen Lichter, während die Farben, mit denen wir es im gewöhnlichen Leben zu tun haben und die ja fast ausnahmslos Pigmentfarben sind, stets in größeren oder kleineren Mengen Weiß enthalten.

B. Die Farbenmischungsgesetze.

Eine gewisse Kenntnis der Farbenmischungsgesetze ist deswegen notwendig, weil sie die Grundlage für das Verständnis der so wichtigen Prüfung mit spektralen Farben bildet.

Dieselbe Farbenempfindung, die durch ein einziges homogenes spektrales Licht ausgelöst wird, läßt sich auch durch Lichtgemische hervorrufen, die aus Strahlen verschiedener Wellenlänge bestehen. Das Auge vermag nicht zu unterscheiden, ob ein farbiger Eindruck durch ein einziges homogenes Licht oder durch die erwähnten Lichtgemische bedingt ist.

Wenn wir alle Farben des Spektrums mischen, d. h. gleichzeitig auf dieselbe Stelle der Netzhaut wirken lassen, so erhalten wir die Empfindung „Weiß".

Dieselbe Empfindung „Weiß" wird nun auch ausgelöst, wenn wir zwei bestimmte Farben miteinander mischen, z. B. Rot mit Blaugrün, Orange mit Cyanblau, Gelbgrün mit Violett. Solche Farben, welche sich zu Weiß ergänzen, nennt man „Komplementärfarben". Ob in dem Weiß nur zwei Komplementärfarben enthalten sind oder alle Farben des Spektrums, das kann unser Auge nicht analysieren.

Werden zwei nicht komplementäre Farben miteinander gemischt, so erhält man nicht Weiß, sondern eine Farbe, die entweder irgendwo im Spektrum enthalten ist oder im Spektrum überhaupt nicht vorkommt. Es hängt das davon ab, wie weit die zur Mischung benutzten homogenen Farben im Spektrum auseinanderliegen. Liegen sie nahe zusammen, wie z. B. Rot und Gelb, so erhält man eine im Spektrum vorhandene Farbe, in unserem Beispiele Orange. Liegen sie aber im Spektrum weit auseinander, wie z. B. Rot und Violett oder Orange und Indigo, so erhält man eine im Spektrum nicht vorhandene Farbe, Purpur.

Sind bei der Mischung gleicher Mengen dreier Farben, z. B. Gelb, Blau und Rot, zwei zueinander komplementär, so heben sich die beiden zu Weiß auf. In unserem Beispiel würde also Blau und Gelb zusammen Weiß ergeben. Dieses Weiß mischt sich nun mit dem übrigbleibenden Rot, und das so entstehende Gemisch ergibt für uns Rosa.

Andererseits kann man durch drei geeignet gewählte und in der verschiedensten Weise miteinander gemischte Farben alle überhaupt denkbaren Farbentöne und Nuancen herstellen, eine Tatsache, auf der ja bekanntlich die geniale Erfindung der Lumièreschen Photographie in natürlichen Farben beruht.

Von der Farbenmischung machen wir in der Praxis den weitesten Gebrauch zur Diagnose der Farbenblindheit und

Farbenschwäche. Die besten Resultate gibt die Mischung homogener, spektraler Lichter. Um sie praktisch verwerten zu können, sind besondere Apparate nötig. Der vollkommenste ist der Helmholtzsche Farbenmischapparat. Für die Praxis ist er aber zu kostspielig und zu schwierig zu handhaben. Es hat deswegen Nagel einen speziell für die Bedürfnisse der Praxis angepaßten Apparat konstruiert, das Anomaloskop, auf das wir unten noch näher eingehen werden.

Die Mischung von Pigmentfarben gibt nur unsichere Resultate, da man bei ihr keineswegs die Farben, die jedes Pigment für sich allein gibt, zusammengefügt erhält. Die relativ besten Resultate bei der Pigmentfarbenmischung lassen sich noch mit dem Maxwellschen Kreisel erzeugen, dessen Prinzip darin besteht, daß zwei oder mehr möglichst reine Pigmentfarben (bunte Papiere) in Form von mehr oder weniger großen Sektoren auf einem Kreisel befestigt werden und in möglichst schnelle Umdrehungen versetzt werden. Die verschiedenen Farben wirken dann so schnell nacheinander auf eine bestimmte Netzhautstelle ein, daß die Wirkung dieselbe ist, als ob sie gleichzeitig zur Wirkung kämen.

C. Die Farbensinntheorien.

Das Verständnis der Farbensinnstörungen wird wesentlich erleichtert, wenn wir uns an eine bestimmte Farbensinntheorie halten. Unter den vielen bis heute veröffentlichten Theorien kommen wohl nur zwei für uns in Betracht, die Young-Helmholtzsche und die Heringsche Theorie. Wir müssen uns bei Anwendung einer dieser viel umstrittenen Theorien immer gegenwärtig halten, daß es sich nur um eine Theorie handelt. Über die in der Netzhaut resp. dem Gehirn sich abspielenden physiologischen Vorgänge, die der Farbenempfindung zugrunde liegen, wissen wir bis heute absolut nichts. Ebensowenig wissen wir etwas Positives über die anatomischen oder physiologischen Grundlagen der Farbensinnstörungen.

Wir haben uns im folgenden an die Young-Helmholtzsche Theorie angeschlossen, weil sie heute die gangbarste ist und weil die meisten modernen Prüfungsmethoden des Farbensinns auf ihr basieren.

Die **Young-Helmholtzsche Theorie.** Nach dieser Theorie sind sämtliche farbigen Eindrücke, die der Mensch von der

Außenwelt erhält, zurückzuführen auf die Erregung dreier verschiedener Gebilde oder Teile im Auge oder, wie wir uns heute mit v. Kries auszudrücken pflegen, dreier verschiedener „Komponenten", wobei wir es völlig dahingestellt sein lassen, ob wir es hier mit drei Sehsubstanzen, drei verschiedenen Zapfenfasern oder sonst etwas zu tun haben.

Von diesen drei Komponenten soll die erste vorwiegend durch langwelliges Licht, die zweite durch Licht mittlerer Wellenlänge und die dritte durch kurzwelliges Licht erregt werden. Die Erregung der ersten Komponente hat die Empfindung Rot, die der zweiten Grün und die der dritten Violett zur Folge. Dementsprechend bezeichnet man diese Komponenten zweckmäßig als Rot-, Grün- und Violett-Komponenten.

Durch gleichzeitige Erregung zweier oder dreier Komponenten entstehen alle überhaupt möglichen Farbenempfindungen. Die Träger der Farbenempfindung sollen die sehpurpurfreien Zapfen sein, während die sehpurpurhaltigen Stäbchen nur die Empfindung Hell und Dunkel vermitteln und im wesentlichen der Anpassung an geringe Helligkeiten (Dunkeladaptation des Auges) dienen sollen (Duplizitätstheorie).

Die **Heringsche Farbentheorie.** Hering geht bei seiner Theorie von der Vorstellung aus, daß, wie überall in der lebenden Substanz, so auch in den die Farbenempfindung vermittelnden nervösen Gebilden, sich andauernd Vorgänge entgegengesetzter Art abspielen, und zwar auf der einen Seite die Zertrümmerung hoch zusammengesetzter Substanzen, auf der anderen Seite die Wiederherstellung oder der Ersatz dieser Substanzen. Diese beiden Vorgänge werden als Dissimilations- und Assimilationsvorgänge bezeichnet. Durch Assimilations- und Dissimilationsvorgänge soll nun auch die Farbenempfindung zustande kommen. Für die farblosen Empfindungen Weiß und Schwarz soll Weiß durch Dissimilation, Schwarz durch Assimilation zustande kommen. Ganz analog soll Rot und Gelb durch assimilatorische, Grün und Blau durch dissimilatorische Prozesse bedingt sein. Hering bildete demnach unter den Farben drei Gruppen, die aus „entgegengesetzten" Farben bestehen: Weiß und Schwarz, Grün und Rot, Blau und Gelb.

Die Farben jedes Paares sind „Gegenfarben", weil sie sich gegenseitig aufheben können. Die Farbentöne kommen durch

Mischung einer Farbe mit der eines anderen Farbenpaares zustande, die Nuancen durch Mischung einer Farbe mit Schwarz oder Weiß.

Jedem Farbenpaar entspricht also nach Hering eine „Sehsubstanz". Durch Fehlen einer oder zweier Sehsubstanzen kommen die verschiedenen Formen der Farbenblindheit zustande. Fehlt die Rot-Grünsehsubstanz, so besteht Rot-Grünblindheit, fehlt die Blau-Gelbsehsubstanz, so besteht Blau-Gelbblindheit, und fehlen beide Sehsubstanzen, so besteht totale Farbenblindheit, es kann nur noch Schwarz und Weiß erkannt werden.

III. Die Störungen des Farbensinnes.

Wir haben scharf voneinander zu trennen die angeborenen und die erworbenen Störungen des Farbensinnes. Die erworbenen Störungen sind wenigstens zum Teil heilbar, die angeborenen sind unheilbar. In Laienkreisen herrschen vielfach in diesem Punkte andere Ansichten. Man hört nicht selten von Leuten, die Gewicht darauf legen, bei der Eisenbahn oder der Marine einzutreten, daß ihre angeborenen Farbensinnstörungen sich im Laufe der Zeit gebessert haben. Das ist ein Irrtum. Er wird dadurch hervorgerufen, daß der Farbenuntüchtige, obwohl sein Farbensinn gänzlich unverändert bleibt, lernen kann, sich mit seinem mangelhaften Farbensinn besser zurechtzufinden. Dabei kommen ihm zwei Hilfsmittel zugute. Erstens lernt er in der Schule zusammen mit farbentüchtigen Kindern im Anschauungsunterricht, wie bestimmte Gegenstände in bezug auf ihre Farbe benannt werden, und zweitens lernt er es, sich mehr an die Helligkeits- und Sättigungsunterschiede der einzelnen Pigmentfarben zu halten. Speziell für die Helligkeitsunterschiede kann ein Farbenuntüchtiger eine große Empfindlichkeit erwerben. Dabei kommt ihm noch der Umstand zustatten, daß diese Unterschiede im alltäglichen Leben gerade bei rot und grün gefärbten Dingen besonders ausgeprägt sind.

So kann es sogar kommen, daß ein Farbenuntüchtiger von seiner Farbensinnstörung überhaupt nichts weiß und zum ersten Male gelegentlich einer bei der Eisenbahn oder der Marine vorgenommenen Farbensinnprüfung darauf aufmerksam wird.

Aus der Tatsache, daß jemand im gewöhnlichen Leben gelegentlich gewisse rote und grüne Gegenstände richtig zu benennen vermag, ergibt sich noch nicht, daß er sie auch ebenso sieht, wie der Normale.

A. Die angeborenen Formen der Farbenuntüchtigkeit.

1. Einteilung der Farbensinnstörungen nach der Young-Helmholtzschen Theorie.

Nach der Young-Helmholtzschen Farbensinntheorie und ihrer Ergänzung durch v. Kries sind alle farbigen Eindrücke, die der normale Mensch erhält, zurückzuführen auf die Erregung dreier verschiedener Komponenten im Auge. Die Erregung der ersten Komponente hat die Empfindung Rot zur Folge, weswegen wir die erste Komponente auch als Rotkomponente bezeichnen, die Erregung der zweiten Komponente, die Empfindung Grün (Grünkomponente), die Erregung der dritten Komponente, die Empfindung Violett (Violettkomponente). Durch gleichzeitige Erregung zweier oder dreier Komponenten können alle überhaupt möglichen Farbenempfindungen ausgelöst werden.

Wenn nun jemand alle drei Komponenten besitzt, hat er ein trichromatisches Farbensystem, er ist **Trichromat**. Funktionieren alle drei Komponenten normal, so ist er normaler Trichromat, ist eine der drei Komponenten mehr oder weniger gestört, oder nur mangelhaft vorhanden, so ist er anomaler Trichromat, und zwar je nach der Komponente, die gestört ist: Rot-, Grün- oder Violettanomal.

Besitzt jemand nur zwei Komponenten, so nennt man ihn einen **Dichromaten**, er hat ein dichromatisches Farbensystem, er ist „partiell farbenblind". Unter den Dichromaten unterscheidet man die Protanopen, denen die erste (Rot-) Komponente fehlt, die Deuteranopen, denen die zweite (Grün-) Komponente fehlt, und die Tritanopen, denen die dritte (Violett-) Komponente fehlt. Wenn es nun auch zweckmäßiger wäre, ein für allemal nur von Protanopen, Deuteranopen und Tritanopen zu sprechen, weil diese Namen nichts präjudizieren und weil sie falsche Schlüsse und Mißverständnisse verhindern, hat sich diese Bezeichnung doch bisher nicht allgemein eingebürgert und man spricht noch heute vielfach von Rotblinden, Grün- und Violettblinden.

Wenn schließlich jemand nur eine Komponente besitzt, so kann er nur noch Hell und Dunkel unterscheiden, er hat ein **monochromatisches Farbensystem**, er ist **total farbenblind**, Monochromat (oder auch Achromat).

2. Die einzelnen Farbensinnstörungen.

a) **Die totale Farbenblindheit (Achromatopsie).** Sie ist außerordentlich selten: auf 40 000 Menschen kommt höchstens ein total Farbenblinder. Ihre Begleiterscheinungen sind stets hochgradige Schwachsichtigkeit, Nystagmus und Lichtscheu. Sie schließen schon allein die Geeignetheit für den Eisenbahn- und Marinedienst aus. Die totale Farbenblindheit wird von v. Kries und anderen damit erklärt, daß den total Farbenblinden die farbenempfindlichen Zapfen völlig fehlen sollen. Ein anatomischer Beweis für diese Annahme fehlt bisher.

b) **Die partielle Farbenblindheit (Dichromasie).** Unter den Dichromaten haben wir zu unterscheiden zwischen Protanopen, Deuteranopen und Tritanopen. Die Tritanopen (Violettblinden) kommen für uns nicht in Betracht, weil sie ebenso wie die total Farbenblinden außerordentlich selten sind. Wir haben bisher weder bei der Eisenbahn, noch bei der Marine Fälle von Tritanopie gefunden.

Es sind hier nur diejenigen Fälle zu berücksichtigen, in denen es sich um eine Aufhebung der Grün- oder Rot-Wahrnehmung handelt. Es sind das die Protanopen (Rotblinden) und die Deuteranopen (Grünblinden).

Diese Anomalien sind deswegen so wichtig, weil es sich bei ihnen um eine Störung in der richtigen Empfindung derjenigen Farben handelt, die gerade im Eisenbahn- und Marinedienst bei weitem die Hauptrolle spielen.

Was das Vorkommen der „partiellen Farbenblindheit" (Dichromasie) anbetrifft, so hat man statistisch nachgewiesen, daß unter der männlichen Bevölkerung mindestens 3% Dichromaten sind. Am häufigsten vertreten ist die Grünblindheit. Auffallenderweise kommt Farbenblindheit beim weiblichen Geschlecht außerordentlich selten (nur bei etwa 0,25%) vor; dagegen pflegen die weiblichen Mitglieder einer belasteten Familie ähnlich wie bei der

Hämophilie, ohne selbst farbenblind zu sein, die Farbenblindheit auf ihre Nachkommen zu übertragen. Auch bei bestimmten Rassen (z. B. der semitischen) findet sich Farbenblindheit häufiger als bei anderen.

Um die zur Feststellung der Farbenblindheit dienenden Methoden zu verstehen, müssen wir uns zunächst klar machen, wie denn von Personen, die mit solchen Anomalien behaftet sind, gesehen wird.

Wie schon auseinandergesetzt, fehlt den Protanopen die Rot- und den Deuteranopen die Grünkomponente. Man sollte nun denken, daß der Protanop nur die roten Farben nicht erkennt, die grünen und violetten aber und ihre Mischungen genau so sieht, wie der Normale, und daß der Deuteranop nur die grünen Farben nicht zu erkennen vermag, während rote, violette Farben und deren Mischungen ebenfalls genau so erkannt werden, wie vom Normalen.

Das ist aber durchaus nicht der Fall, und von dieser Vorstellung müssen wir uns von vornherein gründlich frei machen, wenn wir die Farbensinnstörung der Protanopen und Deuteranopen verstehen wollen.

Protanopen und Deuteranopen besitzen zwei Komponenten. Es wird ihnen infolgedessen auch die Empfindung zweier Farben vermittelt; diese sind aber nicht Grün und Violett resp. Rot und Violett, wie man annehmen sollte, sondern es sind das zwei Farbentöne, die sich am besten als ein „warmer" gelblicher und ein „kalter" bläulicher bezeichnen lassen.

In diesem Punkte verhalten sich Protanopen und Deuteranopen also vollkommen gleich. Beide sehen die Welt in zwei Farben und deren Mischungen, und diese beiden Farben sind für beide gleich. Das Spektrum, an dem der Normale, wie oben besprochen, 7 homogene Lichter und etwa 160 Farbentöne unterscheidet, erscheint dem Protanopen und Deuteranopen in der langwelligen Hälfte (Rotseite) in einem warmen Ton, in der kurzwelligen Hälfte (Violettseite) in einem kalten Ton. Der Bezirk des warmen und der des kalten Tones sind voneinander getrennt durch eine „neutrale Zone". Dieselbe entspricht etwa der Stelle, wo für das normale Auge Blaugrün liegt und erscheint Protanopen und Deuteranopen vollkommen farblos.

Aus dem Vorstehenden ergibt sich, daß alle die verschiedenen Farben, die der Normale als Rot, Orange, Gelb, Grün sieht, dem

Protanopen und Deuteranopen in einer einzigen Farbe erscheinen, eben dem „warmen Ton".

Nur in einem einzigen Punkte unterscheiden sich die einzelnen Teile des Spektrums in dem Bezirke des warmen „Tones", nämlich in bezug auf ihre Helligkeit. Die Helligkeit ist in verschiedenen Teilen des „warmen Tones" verschieden, und zwar findet sich für den Protanopen das Maximum der Helligkeit bei der Wellenlänge 570 $\mu\mu$, also an einer Stelle, die dem Normalen grüngelb erscheint, und für den Deuteranopen bei der Wellenlänge 600 $\mu\mu$, d. h. da, wo das normale Auge Orange sieht.

Von der Stelle der maximalen Helligkeit nimmt die Helligkeit im „warmen Ton" nach beiden Seiten hin ab. Aus dieser Tatsache ergibt sich ohne weiteres, daß jeder Stelle auf der einen Seite vom Helligkeitsmaximum eine Stelle auf der anderen Seite entsprechen muß, die vom Protanopen und Deuteranopen gleich hell gesehen wird.

Es muß also z. B. der Protanop eine Stelle, die dem Normalen rot erscheint, genau so hell sehen, wie eine auf der entgegengesetzten Seite des Helligkeitsmaximums liegende Stelle, die etwa vom Normalen für Grün gehalten wird. Daraus ergibt sich, daß Protanopen und Deuteranopen schon am gewöhnlichen Spektrum gewisse Farben innerhalb des „warmen Tones" verwechseln müssen, die dem Normalen außerordentlich verschieden erscheinen. Sie werden verwechselt, weil sie nicht nur in demselben warmen Farbenton, sondern auch gleich hell erscheinen.

Diese Verwechslung geht aber noch viel weiter, wenn man die Helligkeit in verschiedenen Teilen des Spektrums willkürlich ändert. Man kann durch genügende Änderung der Helligkeit Verwechslungen zwischen allen Teilen des „warmen Tones" herbeiführen.

Diese Änderung der Helligkeit bestimmter Teile des Spektrums benutzen wir heutzutage in weitgehendem Maße zur Diagnose der Dichromasie; wir benutzen sie aber auch weiter, um die Differentialdiagnose zwischen den beiden Formen der Dichromasie zu stellen, die für uns vor allem in Betracht kommen, der Protanopie und Deuteranopie.

Ein weiterer Unterschied von prinzipieller Bedeutung zwischen Protanopen und Deuteranopen besteht darin, daß dem Protanopen das Spektrum nach dem langwelligen (roten) Ende hin verkürzt erscheint, weil ihm die Rotkomponente fehlt. Der Deuteranop dagegen sieht im unverkürzten Spektrum an der Stelle des normalen Grüns infolge Ausfalls der Grünkomponente eine breite neutrale farblose Zone[1]).

Mit dieser Verkürzung des Spektrums beim Protanopen und mit dem Auftreten des breiten farblosen Streifens im Grün beim Deuteranopen steht nun eine Erscheinung im engen Zusammenhang, die, wie wir weiter sehen werden, zur Differentialdiagnose dient. Innerhalb des warmen Tones erscheinen dem Protanopen diejenigen Teile am dunkelsten, die unserem Rotbezirk entsprechen, während der Deuteranop den Grünbezirk des normalen Spektrums für besonders dunkel hält.

Die wichtigsten Unterschiede am Spektrum zwischen Prottanopen und Deuteranopen sind also:

1. **Das Helligkeitsmaximum liegt im warmen Ton an verschiedenen Stellen.**
2. **Das Spektrum erscheint dem Protanopen nach dem langwelligen Ende hin verkürzt.**
3. **Dem Protanopen erscheinen andere Teile im warmen Ton am dunkelsten, als dem Deuteranopen.**

Wir sehen, daß das alles sehr geringfügige Unterschiede sind, und diesen geringfügigen Unterschieden entspricht auch das Verhalten der Dichromaten Pigmentfarben gegenüber, mit denen wir es ja im praktischen Leben fast ausschließlich zu tun haben. Protanopen und Deuteranopen zeigen hier denn auch kaum bemerkenswerte Unterscheidungsmerkmale voneinander. Nur erscheinen den Protanopen ganz allgemein **rote Objekte dunkler** als den Deuteranopen; ferner sehen sie Farbenmischungen, in denen Rot enthalten ist, anders als die Deuteranopen. So können gewisse Rosafarben, die sich ja aus Rot und Blau zusammensetzen, dem Protanopen wegen seiner Unterempfindlichkeit für Rot in einem blauen kalten Farbenton erscheinen, während

---

[1]) Genau genommen fällt beim Protanopen nicht der ganze langwellige Teil, der normalerweise rot erscheint, aus; ebensowenig erscheint die Ausfallsstelle des Grün beim Deuteranopen vollkommen schwarz. Das ist deswegen nicht der Fall, weil die beiden vorhandenen Komponenten beim Protanopen auch durch die langwelligen Strahlen etwas gereizt werden und beim Deuteranopen durch die Strahlen mittlerer Wellenlänge.

sich beim Deuteranopen der rote warme und der blaue kalte Ton aufheben können, so daß die rosa Farbe von ihm farblos gesehen wird. Für die Praxis müssen wir daran festhalten, daß zwischen Protanopen und Deuteranopen ein so krasser Unterschied, wie er durch die Bezeichnung Rot- und Grünblind vorgetäuscht wird, nicht besteht, daß sich vielmehr Protanopen (Rotblinde) und Deuteranopen (Grünblinde) praktisch fast gleich verhalten.

c) **Die Farbensinnschwäche (anomale Trichromasie).** Es ist oben bereits angedeutet worden, daß die drei Komponenten des Farbensinnes zwar vorhanden sein können, daß ihre Funktion aber von Geburt an eine gestörte oder mangelhafte sein kann. Man bezeichnet diese Form der Farbenuntüchtigkeit nach König als anomale Trichromasie und gebraucht diese Bezeichnung synonym mit der früher schon üblichen „Farbensinnschwäche". Die anomale Trichromasie wurde zuerst von dem englischen Physiker Lord Rayleigh im Jahre 1881 genauer studiert. In späterer Zeit erwarben sich König und Nagel besondere Verdienste um die nähere wissenschaftliche Erforschung dieses Leidens. Sie wiesen nach, daß die anomale Trichromasie entschieden häufiger als die Farbenblindheit vorkommt (zu etwa 4,5 bis 5% unter der männlichen Bevölkerung)[1], an sehr charakteristischen Symptomen zu erkennen ist und daß die damit behafteten Leute sich ebensowenig wie die Farbenblinden für bestimmte Berufe (Eisenbahn-, Marinedienst usw.) eignen.

Genau so, wie bei der Farbenblindheit unterscheiden wir auch bei der anomalen Trichromasie zwischen Rot-, Grün- und Violett-Anomalen. Auch hier können wir die Violettanomalen, die zwar theoretisch denkbar, praktisch aber bisher noch nicht beobachtet sind, von unseren weiteren Betrachtungen ausschließen.

Bei den Rot- und Grünanomalen ist der Grad der Farbensinnstörung ein außerordentlich verschiedener. Auf der einen Seite finden wir anomale Trichromaten, die sich nur in ganz minimalem Grade vom Normalen unterscheiden, auf der anderen Seite finden wir solche, die dem Dichromaten außerordentlich nahestehen. Es gibt demnach auch nicht **eine** Grün- und **eine** Rotanomalie, sondern eine ganze Reihe von verschiedenen Abstufungen, die sich durchaus verschieden voneinander verhalten.

---

[1] Der Gesamtprozentsatz der Farbenuntüchtigen (Farbenblindheit + anomale Trichromasie) beläuft sich also auf 3% + 5% = 8%.

Aus diesem Grunde läßt sich auch keine einheitliche Darstellung des Sehens der anomalen Trichromaten geben. Der eine sieht fast wie ein Normaler, der andere unterscheidet sich kaum vom Dichromaten.

Nur die schwereren Fälle von anomaler Trichromasie weisen nach dem, was bisher darüber bekannt ist, eine Reihe von Eigentümlichkeiten auf, die von nicht zu unterschätzender praktischer Bedeutung sind. Es hat sich nämlich bei exakten Untersuchungen gezeigt, daß sie zur Erkennung einer Farbe längere Zeit gebrauchen als der Normale, und daß die Farbe eine größere Intensität und Sättigung besitzen muß, um richtig erkannt zu werden[1]). Beim ausgesprochenen anomalen Trichromaten sind ferner die Kontrasterscheinungen viel stärker, als beim Normalen. Infolgedessen sieht der anomale Trichromat neben einem Rot ein wenig intensives Gelb als Grün und neben einem Grün ein wenig intensives Gelb als Rot; dagegen bezeichnet er niemals Gelbgrün und selten Gelbbraun als Rot — ein wichtiges Unterscheidungsmerkmal gegenüber dem Dichromaten.

Eine weitere Eigentümlichkeit des anomalen Trichromaten besteht schließlich darin, daß er farbigen Eindrücken gegenüber außerordentlich leicht ermüdet. Man kann das schon bei der immerhin doch sehr kurzen Untersuchung recht häufig feststellen. Es gibt aber auch eine Reihe von Anomalen, die das selbst an sich bemerkt haben, und denen gerade die leichte Ermüdbarkeit beim Beobachten farbiger Signale besonders unangenehm und störend in ihrem Beruf war. Wenigstens sind uns gegenüber spontan derartige Klagen geäußert worden.

Es leuchtet hiernach ein, daß auch der anomale Trichromat an verantwortlicher Stelle im Eisenbahn- und Marinedienst die gröbsten Fehler und Verwechslungen begehen kann, und daß er zum mindesten für diese beiden Berufe durchaus ungeeignet ist, sobald sich seine Farbensinnschwäche an der Hand einer wissenschaftlich einwandfreien Untersuchungsmethode herausgestellt hat.

---

[1]) Kurz aufleuchtende rote oder grüne Signale, wie man sie insbesondere in der Kriegsmarine zur Übermittlung von Befehlen usw. verwendet, werden daher im allgemeinen nur für hell gehalten; der Farbenschwache ist sich dabei überhaupt keines richtigen Farbeneindruckes bewußt. Ein schwaches Grün wird fast durchweg mit Grau verwechselt, dunkles Violett erscheint graugrün.

B. Die erworbenen Farbensinnstörungen.

Die erworbenen Farbensinnstörungen sind für unsere Zwecke von nebensächlicher Bedeutung, können hier daher nur ganz kurz berücksichtigt werden. Sie kommen vor bei Schädigungen der Netzhaut und der optischen Bahnen von der Netzhaut bis zur Hirnrinde. Infolgedessen liegen meist gleichzeitig so starke anderweitige Ausfallerscheinungen des Auges vor, daß schon aus diesem Grunde die Verwendung im Eisenbahn- oder Marinedienst unmöglich wird. Immerhin trifft man hier und da auch Ausnahmen, in denen die Farbensinnstörung das Krankheitsbild beherrscht. Im Interese der Verkehrssicherheit existiert daher bei der Eisenbahnverwaltung die Vorschrift, daß neben den terminmäßig alle 5 Jahre vorgeschriebenen Nachprüfungen der Sehleistung und des Farbensinnes jedesmal außerterminlich eine Farbensinnuntersuchung stattzufinden hat, sobald Augenkrankheiten, Kopfverletzungen, Gehirnerkrankungen und Erschütterungen oder schwere Allgemeinerkrankungen überstanden worden sind.

Zum Unterschiede von der angeborenen Farbenuntüchtigkeit pflegt sich bei den erworbenen Farbensinnstörungen nur selten ein mehr oder weniger vollständiges Fehlen einer oder aller Komponenten bemerkbar zu machen. Das Charakteristische besteht bei den erworbenen Farbensinnstörungen vielmehr darin, daß nur einzelne Teile des Gesichtsfeldes eine Aufhebung oder Verminderung der Farbenempfindung und zwar meist gleichzeitig für mehrere Farben zeigen. Zur Diagnose dient die Prüfung des Gesichtsfeldes auf periphere Einschränkung, Zentralskotome usw., worauf hier nicht näher eingegangen werden kann.

Die Rot- und Grün-Empfindung bildet die feinste Funktion der Netzhaut und der optischen Bahnen; sie wird daher bei Erkrankungen dieser Teile sehr frühzeitig in Mitleidenschaft gezogen, während die zentrale Sehschärfe und das periphere Gesichtsfeld für Weiß noch lange Zeit normal sein können.

Aderhauterkrankungen geben sich oft zuerst durch Störung der Gelb- und Blau-Empfindung zu erkennen.

Eine isolierte Blausinnstörung wird als charakteristisch für die Solutio retinae, die Retinitis pigmentosa und die Retinitis albuminurica angegeben.

Schließlich beobachtet man eigenartige Farbensinnstörungen nach innerlichem Gebrauch von Santonin und nach Staroperationen in Form von Gelb- bzw. Rotsehen (Xantopsie bzw. Erythropsie).

IV. Die Diagnose der Farbenuntüchtigkeit.

A. Allgemeines.

Wie oben näher besprochen, sind bei einer exakten Prüfung des Farbenunterscheidungsvermögens gewisse Vorsichtsmaßregeln geboten. Es wäre z. B. ganz verkehrt, wenn man als Objekte für die Beurteilung grün oder rot gefärbte Gegenstände des alltäglichen Lebens heranziehen wollte. Ebenso kommt die sog. „Prüfung auf der Strecke", d. h. mit wirklichen Eisenbahn- oder Schiffssignalen, schon aus räumlichen und technischen Gründen nicht in Frage. Nagel macht hierzu mit Recht geltend, daß „man die Leistungen des Farbensinnes nicht nach dem Verhalten unter günstigen Umständen, also auf bekanntem Terrain in ruhiger Beobachtung beurteilen darf". In der Tat erlangen viele Farbenuntüchtige eine große Übung, Farbenbezeichnungen richtig zu erraten, wenn sie von früher her bekannte Flaggen- oder Lichtsignale in gewohnter Umgebung beurteilen sollen, und wenn ihnen dabei etwas Zeit gelassen wird, die Helligkeits- und Sättigungsunterschiede der einzelnen Farben miteinander zu vergleichen. Die Prüfung auf der Strecke ist ferner in hohem Grade von der Witterung abhängig. Die Beleuchtung braucht nur durch Rauch oder Nebel etwas herabgesetzt zu sein, und derselbe Mann, der vielleicht bei einer früheren Prüfung bei freier Atmosphäre und genügend heller Lichtquelle überhaupt nicht aufgefallen ist, versagt jetzt vollkommen; die verschiedenen Farben, z. B. der beiden Positionslaternen eines Schiffes, werden jetzt von ihm nicht mehr wahrgenommen.

Auch deswegen ist eine Prüfung mit Signallaternen nicht angebracht, weil die Farbe der Signallaternen nicht überall die gleiche ist. So ist das Grün in der Kriegsmarine etwas mehr bläulich gehalten, als das in der Handelsmarine, das deswegen auch schon auf kleine Entfernungen von dem Farbenuntüchtigen mit Rot verwechselt wird.

Der Kernpunkt einer exakten Farbensinnprüfung muß also darin liegen, daß man stets unter gleichen Bedingungen prüft.

Für die Untersuchung des Farbensinnes stehen uns heutzutage eine große Zahl verschiedener Untersuchungsmethoden zur Verfügung. Es sind das auf der einen Seite Proben, bei denen **spektrales Licht**, und auf der anderen Seite solche, bei denen **Pigmentfarben** zur Anwendung kommen.

Am besten wäre es, wenn wir auf die Pigmentfarben ganz verzichten könnten und nur die homogenen Farben des Spektrums benutzten. Dem steht aber entgegen, daß Spektralapparate, wie z. B. der vollkommen einwandfrei funktionierende **Helmholtz**sche Spektralapparat recht teuer sind, abgesehen davon, daß bei ihrer Benutzung sehr genaue physiologische Vorkenntnisse auf dem Gebiete der Farbenlehre erforderlich sind. Nagel konstruierte deshalb einen wesentlich vereinfachten Spektralapparat, das „Anomalskop", das immerhin noch mehr als 300 Mark kostet. Eine ausschließliche Verwendung auch dieses Apparates wird sich daher in der allgemeinen Praxis nicht durchführen lassen. Andererseits ist er zur Stellung der Diagnose in Zweifelsfällen unentbehrlich.

Es ist deswegen durchaus erforderlich, daß wenigstens gewisse Zentralstationen sowohl bei der Eisenbahn wie bei der Marine mit dem Nagelschen Spektralapparat ausgestattet sind, damit hier alle Fälle, die bei der Untersuchung mit Pigmentfarben nicht völlig zu klären sind, nachuntersucht werden können[1].

Ein Hauptfehler der meisten aus Pigmentfarben hergestellten Prüfungsmethoden besteht darin, daß sie vom Prüfling eine **Benennung** der einzelnen Farben verlangen. Schon v. Kries macht darauf aufmerksam, daß „es im allgemeinen unmöglich ist, mit Sicherheit zu ermitteln, was oder wie andere Personen empfinden, und daß es daher von geringem Nutzen ist, festzustellen, wie eine zu prüfende Person diese oder jene gefärbten Gegenstände benennt". Ebenso vertritt Römer in seinem Lehrbuch der Augenheilkunde den Standpunkt, daß keine Methode

---

[1] In der deutschen Kriegsmarine besitzt die Augen-Abteilung des Kieler Marinelazaretts ein Anomaloskop. Ganz analog müßte bei der Eisenbahn etwa jeder Eisenbahndirektionsbezirk eine solche Zentralstelle besitzen, um in Zweifelsfällen ein sicheres und für alle Beteiligten befriedigendes Urteil zu ermöglichen.

der Farbensinnprüfung als entscheidend anzusehen ist, bei welcher uns der Prüfling die Farben benennen muß. Sehr treffend wird die Richtigkeit dieser Ansicht durch die Erfahrungen des Linienschiffsarztes Lederer bestätigt, der bereits vor Jahren in der Österreichischen Kriegsmarine nach dieser Richtung hin praktische Untersuchungen anstellte. Unter 1312 von ihm untersuchten Seeleuten benannten 747 die Farben falsch, obgleich er sich an der Hand anderer Proben von der normalen Beschaffenheit ihres Farbensinnes überzeugen konnte. Er gewann bei diesen Untersuchungen weiter den sicheren Eindruck, daß einigen Leuten der Name der Farbe nicht mehr erinnerlich oder überhaupt gar nicht bekannt war. Zum Teil mag das wohl auch daran liegen, daß gerade in der Österreichischen Marine mit ihrem aus den verschiedensten Gegenden der Monarchie zusammengesetzten Personal die gegenseitige Verständigung an sich schon erschwert ist. Immerhin sind auch uns in der deutschen Kriegsmarine ähnliche Wahrnehmungen nicht selten begegnet, insbesondere da, wo es sich um den meist recht wenig intelligenten Matrosen-Ersatz aus dem Haff, den Flußniederungen und aus Litauern handelte.

Aber auch bei sehr intelligenten Leuten haben wir immer wieder die Erfahrung gemacht, daß „Benennungen" von Farben nach Möglichkeit vermieden werden müssen, wenn wir nicht zu falschen Resultaten kommen wollen.

Wie wir gesehen haben, handelt es sich sowohl am Spektrum, wie im praktischen Leben nur um äußerst geringfügige Differenzen zwischen Protanopen und Deuteranopen. Das gleiche trifft auch für die entsprechenden Formen der anomalen Trichromasie zu. Wir können uns deswegen auch im allgemeinen damit begnügen, festzustellen, ob jemand überhaupt ein normales Farbensystem besitzt oder nicht. Es ist für die Praxis völlig gleichgültig, ob er Protanop, Deuteranop, rot- oder grünanomaler Trichromat ist. Wenn man trotzdem noch heutzutage eine genaue Differentialdiagnose wünscht, so ist dies eigentlich eine Konzession an veraltete Anschauungen. Früher glaubte man strenger unterscheiden zu müssen, weil man das Wesen der verschiedenen Formen der Farbenuntüchtigkeit viel zu wenig kannte, und der Ansicht war, daß nur bestimmte Formen von Farbensinnstörung für gewisse Berufe untauglich machten.

Es wäre zweifellos von großem Vorteil, wenn man sich darauf einigte, eine genauere Differentialdiagnose als für die Praxis völlig belanglos fallen zu lassen und nur festzustellen, ob der Prüfling farbentüchtig ist oder nicht. Das genügt für die Anforderungen des Eisenbahn- und Marinedienstes vollkommen, da hier ja anomale Trichromaten ebenso ungeeignet sind, wie Dichromaten.

In anderen Berufszweigen — Arzt, Apotheker, Chemiker usw. — könnten unserer Ansicht nach allenfalls auch Farbenschwache verwandt werden, so daß nur hier eine genauere Sichtung auf die Qualität des Farbenunterscheidungsvermögens vor der Berufswahl in Frage käme.

B. Die wichtigsten Untersuchungsmethoden.[1])

1. Die Untersuchung mit spektralen Farben.

Für die allgemeine Praxis kommt nur der von Nagel konstruierte kleine Spektralfarben-Mischapparat, das „Anomalskop"[2]) in Frage. Das Anomaloskop dient, wie schon der Name sagt, nicht nur dazu, die Farbenblinden (Dichromaten) zu erkennen, sondern vor allen Dingen dazu, die anomalen Trichromaten herauszufinden.

Es besteht im wesentlichen aus einem Fernrohr, in dem der Prüfling ein kreisförmiges kleines Feld beobachtet. Dieses Feld wird durch eine horizontale Trennungslinie in zwei Teile geteilt. Die untere Hälfte der Kreisfläche erhält ihr Licht durch ein Prisma, das so eingestellt ist, daß nur gelbes (Natrium-) Licht auf sie fällt. Hinter dem Prisma befindet sich ein Spalt, der beliebig verengert werden kann. Es geschieht dies mit Hilfe einer Schraube, die wir der Kürze wegen als „Gelbschraube"

---

[1]) Es kann hier nicht unsere Aufgabe sein, eine Darstellung sämtlicher Untersuchungsmethoden zu geben. Wir müssen uns vielmehr, dem Zweck dieser Einführung entsprechend, auf die heutzutage gebräuchlichsten Methoden, soweit sie für die allgemeine Praxis in Betracht kommen, beschränken und sie einer kurzen kritischen Würdigung unterziehen.

[2]) Derjenige, der kein Anomaloskop besitzt, kann diesen Teil der Besprechung übergehen. Wir sind aber absichtlich näher darauf eingegangen, weil das Anomaloskop heutzutage auch in der allgemeinen Praxis vom Nichtspezialisten benutzt wird, und weil es durchaus zu wünschen ist, daß diese vereinfachte und sehr zuverlässige Methode der Untersuchung mit spektralen Farben eine möglichst weite Verbreitung findet.

bezeichnen wollen. Steht die an der Gelbschraube angebrachte Skala auf 0, so ist das untere Feld vollkommen dunkel, steht sie auf 88, so ist es maximal hell. Durch Drehen der Gelbschraube ist es demnach möglich, die Helligkeit des unteren Feldes in den weitesten Grenzen zu verändern. Die eigentliche Farbe (Natriumgelb) bleibt dabei stets die gleiche.

Die obere Hälfte der Kreisfläche erhält ihr Licht gleichzeitig durch 2 Prismen, und zwar ist das eine Prisma so eingestellt, daß nur grünes (Thalliumgrün), das andere so, daß nur rotes (Lithiumrot) Licht auf die obere Hälfte der Kreisfläche fällt. Auch hier befinden sich hinter den Prismen Spalte, die beliebig verengert, resp. auch ganz geschlossen werden können. Die beiden Spalte sind aber nur gemeinsam zu verändern, und zwar so, daß wenn der eine Spalt verengert wird, der andere genau in demselben Grade erweitert wird.

Auf diese Weise kann man das Mengenverhältnis des roten und grünen Lichtes beliebig verändern. Man kann alle möglichen Mischungen zwischen Rot und Grün herstellen, und man kann die eine Farbe auch ganz ausschließen. Die Veränderung der Spaltweiten wird durch Drehung einer Schraube — die wir der Kürze wegen als „Rot-Grünschraube" bezeichnen wollen — bewirkt. Die Schraube trägt ebenfalls eine Skala mit einer Graduierung von 0—88. Ist sie auf 0 gestellt, so erscheint das obere Feld in reinem spektralen Grün; drehen wir nun weiter, so wird spektrales Rot beigemischt. Das Rot hebt sich mit einem Teil des Grün auf; das Grün wird, je mehr Rot wir beimischen, immer farbloser, und bei einer bestimmten Stellung (bei 58 der Skala) erscheint das obere Feld dem Normalen farblos resp. in einem gewissen gelblichen Tone, aber jedenfalls nicht mehr grün und auch nicht mehr rot. Drehen wir noch weiter, so beginnt sehr bald das obere Feld einen leichten rötlichen Ton anzunehmen, der allmählich immer intensiver wird, und wenn der Grünspalt völlig geschlossen ist, erscheint das obere Feld in reinem spektralem Rot.

a) **Diagnose der anomalen Trichromasie.** Wir haben oben schon gesehen, daß bei einer bestimmten Stellung der Rot-Grünschraube, also bei einer bestimmten Mischung von Rot und Grün, das obere Feld dem Normalen in einem farblosen resp. etwas gelblichen Tone erscheint. Wir können nun durch Drehung an der Gelbschraube die Intensität des unteren Feldes so wählen, daß das untere gelbe Feld genau gleich dem oberen wird; mit anderen Worten, wir können zwischen einem Gelb von einer bestimmten Helligkeit und zwischen einem bestimmten Gemisch aus einem spektralen Rot und Grün eine „Gleichung" herstellen. Es ist das die berühmte „Rayleigh-Gleichung".

Diese Gleichung entsteht dann für den Normalen, wenn die Gelbschraube auf 14, die Rot-Grünschraube auf 58 steht[1]).

Um also am Anomaloskop festzustellen, ob jemand ein normales trichromatisches Farbensystem besitzt, braucht man nur die Gelbschraube auf 14 zu stellen und den Prüfling aufzufordern, mit Hilfe der Rot-Grünschraube im oberen Feld eine Gleichung einzustellen. Stellt er die Rot-Grünschraube auf 58, so hat er normalen Farbensinn. Diese Grenze ist jedoch keine mathematisch genaue, vielmehr finden wir bei vielen Menschen geringe Abweichungen, ohne daß wir schon von einer Anomalie des Farbensinnes sprechen dürfen. Diese Abweichungen betragen an der Skala des Anomaloskops 1—2 Strich; sie können aber auch 3 und 4 Strich nach der einen oder anderen Seite betragen, ohne daß man nach unseren Erfahrungen schon von anomaler Trichromasie sprechen kann. Wir müssen vielmehr solche geringen Abweichungen noch als innerhalb der physiologischen Grenzen des normalen Farbensinnes liegend betrachten. An dieser Auffassung ändert auch nichts, daß der Normale, für den die Gleichung sich bei einer Stellung der Rot-Grünschraube auf 58 ergibt, eine um 3—4 Strich der Skala abweichende Einstellung schon deutlich Rot oder Grün sieht. Ebensowenig ist die Tatsache von Einfluß, daß denjenigen, die eine Gleichung erst bei einer Stellung der Rot-Grünschraube auf 54 oder 64 erhalten, bei der vom Normalen eingestellten Gleichung das obere Feld grün oder rot erscheint, mit anderen Worten, daß sie die „Gleichung des Normalen ablehnen".

---

[1]) Die Zahlen stellen nur ungefähre Werte dar, und werden für jeden Apparat genauer von der Fabrik festgestellt und der Gebrauchsanweisung mitgegeben.

Wo haben wir denn nun die Grenze zwischen normalen und anomalen Trichromaten zu ziehen? Nach unseren Erfahrungen gibt es keine scharfe Grenze. Andererseits sind wir für die Praxis unbedingt auf sichere Anhaltspunkte angewiesen.

Wir schlagen vor: **Alle Einstellungen der Rot-Grünmischung innerhalb der Skalenwerte 54 bis 64 gelten noch als normal.** Oder mit anderen Worten: Alle Abweichungen bis zu 4 Teilstrichen der Skala der Rot-Grünschraube nach der Grün- und bis zu 6 Teilstrichen nach der Rotseite liegen noch in physiologischen Grenzen.

Köllner hat als Grenzen 56 und 64 angegeben; wir glauben aber, daß man nach der Grünseite ruhig noch etwas weiter, bis auf 54 heruntergehen kann. Maßgebend für die Festsetzung dieser Grenzen war für uns das Verhalten bei den Pigmentproben. Alle von uns Untersuchten, deren Gleichungen sich in den Grenzen zwischen 54 und 64 bewegten, waren imstande, die Stillingschen und Nagelschen Tafeln richtig zu erkennen. Nur bei Grün und Grau in den Nagelschen Tafeln waren sie manchmal etwas unsicher. Das ist aber unseres Erachtens nicht maßgebend, denn gerade diese Verwechselung kommt, wie Nagel selbst zugibt, auch beim Normalen recht häufig vor. Auch Nagel hält sie nur dann für pathologisch, wenn der Prüfling, auf seine Fehler aufmerksam gemacht, trotzdem weiter Verwechselung zwischen Grau und Grün macht.

Weiter war für uns maßgebend, daß die ausgesprochenen anomalen Trichromaten im allgemeinen Werte einstellen, die über die oben erwähnten Werte weit hinausgehen. **So stellen Rotanomale gewöhnlich Werte um 70 und Grünanomale Werte unter 45 ein.** Auch hierin stimmen wir mit Köllner überein. Nur für solche anomalen Trichromaten gilt aber auch das, was wir oben über verstärkten Farbenkontrast, leichte Ermüdbarkeit farbigen Reizen gegenüber usw. erörtert haben.

b) **Diagnose der Dichromasie.** Um die Diagnose auf Dichromasie zu ermöglichen, stellen wir im oberen Felde zunächst ein reines Rot ein. Protanopen und Deuteranopen sehen es in dem oben erwähnten warmen Ton. Beide können nun das untere gelbe Feld, das ihnen ja auch in demselben warmen Ton erscheint, durch Drehen an der Gelbschraube auf dieselbe Helligkeit bringen, wie das obere Feld. Protanop und Deuteranop sind also imstande, eine „Gleichung zwischen Rot und Gelb" einzustellen. Die genauere Differentialdiagnose zwischen Protanopie oder Deuteranopie ist aus der Stellung der Gelbschraube zu erkennen. Dem Protanopen erscheint reines spektrales Rot in einem sehr dunklen warmen Ton, er stellt infolgedessen ein sehr dunkles Gelb (Gelbschraube unter 10) ein. Dem Deuteranopen dagegen erscheint das Rot in einem viel helleren Farbenton, er stellt infolgedessen auch ein viel helleres Gelb als Gleichung ein (Gelbschraube über 20). Ganz analog können Protanopen und Deuteranopen zu einem spektralen Grün eine Gleichung mit Gelb einstellen. Aber auch hier finden sich Unterschiede zwischen der Protanopie und Deuteranopie. Zu reinem spektralen Grün muß ja, wie wir oben gesehen haben, der Protanop ein helleres Gelb einstellen als der Deuteranop. Am Anomaloskop stellt deswegen der Protanop die Gelbschraube auf 60 oder mehr (= sehr helles Gelb), der Deuteranop auf 40 oder weniger (= dunkleres Gelb).

Wenn also am Anomaloskop eine Gleichung zwischen Rot und Gelb und zwischen Grün und Gelb eingestellt wird, handelt es sich um Protanopie oder Deuteranopie, die Differentialdiagnose ergibt sich aus der Helligkeit des eingestellten Gelbs. Das normale farbentüchtige Auge ist nicht imstande, derartige Gleichungen einzustellen.

Nur „extrem anomale Trichromaten", also solche, die sich schon der Dichromasie nähern, können ähnliche Einstellungen machen, wie die Protanopen und Deuteranopen. Dann ist manchmal selbst am Anomaloskop die richtige Differentialdiagnose, ob es sich noch um anomale Trichromasie handelt oder um Dichromasie, sehr schwierig. Einen gewissen Anhaltspunkt für die Differentialdiagnose gibt dann meist die Tatsache, daß extrem anomale Trichromaten zwar eine Rot-Gelbgleichung einstellen, aber keine Grün-Gelbgleichung. Sollte bei dieser Differentialdiagnose aber auch wirklich ein Irrtum vorkommen, so ist das für die Praxis ohne Belang, denn der Prüfling ist ja in beiden Fällen unbrauchbar.

Wir besitzen also im Anomaloskop einen Apparat, der uns außerordentlich exakte Auskunft gibt und zwar zahlenmäßig, was für eine Anomalie vorliegt. Gewisse Vorsichtsmaßregeln sind aber auch hier geraten. Denn bei Dichromaten und bei Extrem-Anomalen kann es vorkommen, daß die Rayleighgleichung richtig oder annähernd richtig eingestellt wird. Es ist das ein Punkt, der die größte Beachtung verdient; würden wir nur mit der Rayleighgleichung untersuchen, so würden wir eine Anzahl dieser Anomalien glatt übersehen. Wir schützen uns vor solchen schwerwiegenden Fehlern nur dadurch, daß wir am Anomaloskop grundsätzlich zunächst mit der Untersuchung auf Dichromasie (Rot-Gelbgleichung, Grün-Gelbgleichung) beginnen und erst im Anschluß hieran feststellen, ob und welche Rayleighgleichung eingestellt wird. Es ist weiter dringend geboten, der Anomaloskop-Untersuchung stets eine Prüfung mit geeigneten Pigmentfarben (s. u.) vorauszuschicken.

In ganz seltenen Fällen schließlich, worauf auch Köllner aufmerksam macht, kann es vorkommen, daß von anomalen Trichromaten zu dem Gelb, das der Stellung der Gelbschraube auf 14 entspricht, eine Gleichung mit einem Rot-Grüngemisch überhaupt nicht gefunden wird. Dann muß man die Helligkeit des Gelb gleichzeitig ändern; es müssen also gleichzeitig beide Schrauben in Bewegung gesetzt werden. Auf diese Weise gelingt es stets eine Gleichung zu finden (vgl. auch Anlage).

Hiernach ergibt sich wohl ohne weiteres, daß auch für die Verwendung des Anomaloskops eine gewisse Kenntnis der Theorie des Farbensinns und seiner Anomalien erforderlich ist, die sich aber auch der Nichtspezialist sehr schnell zueigen machen kann. Dann leistet das Anomaloskop tatsächlich ausgezeichnete Dienste. Wir möchten es jedenfalls nicht mehr entbehren.

Um am Anomaloskop nichts zu übersehen, ist es dringend notwendig, sich an einen bestimmten Gang der Untersuchung zu halten. Wir haben gefunden, daß man nach dem als Anlage beigefügten Schema am schnellsten zum Ziel kommt.

2. Die Untersuchung mit Pigmentfarben.

a) Holmgreensche Wollprobe. Die Holmgreensche Wollprobe besteht darin, daß man dem zu Untersuchenden eine große Menge verschiedener Wollbündel vorlegt, ein hellgrünes oder rosa

Bündel heraussucht und ihn alle ihm gleichfarbig erscheinenden Wollbündel dazu legen läßt. Die Holmgreensche Methode ist eine der ältesten Methoden der Farbensinnprüfung. Sie ist zu einer Zeit angegeben, wo man von dem Vorkommen und der Bedeutung der anomalen Trichromasie noch nichts wußte.

Nagel hat zuerst den Nachweis geliefert, daß die Holmgreensche Probe gänzlich unzuverlässig ist, da sie einen großen Prozentsatz Farbenuntüchtiger durchschlüpfen läßt, und Collin hat im Jahre 1905 nachgewiesen, daß sich unter 1778 Unteroffizieren und Mannschaften der Eisenbahnbrigade, die wiederholt vorher die Holmgreensche Probe glatt bestanden hatten, 13 Farbenblinde (Dichromaten) und 31 Farbenschwache (anomale Trichromaten) befanden. In unserer Kriegsmarine an Land und an Bord von uns vorgenommene Nachuntersuchungen bestätigten diese Ergebnisse und trugen zur dienstlichen Einführung der Nagelschen Tafeln und endgültigen Aufgabe des Holmgreenschen Verfahrens bei.

Auch die verschiedentlich angegebenen neueren Modifikationen der Holmgreensche Probe, die angeblich eine wesentliche Verbesserung darstellen sollen, leisten in Wirklichkeit nicht mehr wie die alte Wollprobe.

b) *Adlersche Farbstiftprobe.* Es handelt sich hier um ein ähnliches Prinzip wie bei der Wollprobe. Aus einer größeren Zahl von Farbstiften muß der zu Untersuchende die blauen, grünen usw. heraussuchen. Dadurch daß man die verschiedenen Farben von dem zu Untersuchenden gruppenweise auf einem Blatt Papier verzeichnen läßt, hat man gewissermaßen ein Dokument darüber, wie der Untersuchte gesehen hat.

Die Adlersche Probe besitzt dieselben Fehler wie die Wollprobe; beide stellen grob empirische Methoden dar, während die modernen Farbensinnprüfungen auf den Resultaten jahrelanger sorgfältiger Studien über den Farbensinn und seiner Anomalien beruhen.

Wir selbst haben mit der Adlerschen Probe, abgesehen von ganz krassen Fällen von Farbensinnstörung, nur Mißerfolge erlebt. Die von uns untersuchten anomalen Trichromaten bestanden die Probe sämtlich, und von den Dichromaten bestand sie ein großer Teil.

c) *Der Nagelsche Farbengleichungsapparat.* In dem Apparat haben wir zwei Felder, die von hinten durch eine Lampe (Gas) beleuchtet werden und durch farbige Gläser verschiedene Farbe erhalten. Durch veränderliche Spalte, die hinter den Gläsern angebracht sind, läßt sich die Helligkeit der Felder in gewissen Grenzen variieren. Der Apparat liefert also keine reinen spektralen Lichter, sondern Pigmentfarben.

Nach dem Urteil von Nagel (1907) und Collin (1906) soll der Apparat einwandfrei arbeiten. Wir sind auf Grund jahrelanger Erfahrungen gerade zu entgegengesetzten Ergebnissen gelangt; der Apparat ist schlecht und unserer Meinung nach unbrauchbar[1]). In den Fällen, wo wir ein verwertbares Resultat mit ihm erhielten, hatten wir dasselbe schon mit den Nagelschen und Stillingschen Tafeln erhalten. In vielen Fällen aber hat uns der Nagelsche Farbengleichungsapparat geradezu irregeführt. Das geschah vor allem, wenn dem zu Untersuchenden ein gelbes Feld neben einem roten gezeigt wurde. Nach Nagel soll man daran, daß dieses gelbe Feld neben dem roten als Grün bezeichnet wird, den anomalen Trichromaten erkennen. Das stimmt nach unseren Erfahrungen durchaus nicht. Wir haben eine große Anzahl von Leuten gefunden, die diese Bezeichnung Grün wählten, obwohl sie vollkommen normalen Farbensinn hatten. Es liegt das wohl daran, daß das Gelb an dem Apparat kein reines ist, sondern ein schmutziges, ziemlich dunkles, und daß nun der Prüfling die Bezeichnung errät. Gerade bei dieser Prüfung hat sich uns ganz eklatant gezeigt, wie groß der Fehler sein kann, wenn man die Farbensinnprüfung auf Benennungen basiert.

So wünschenswert es ist, einen Apparat zu besitzen, der weniger kostet, als das Anomaloskop, so wenig erfüllt der Farbengleichungsapparat von Nagel diese Forderungen.

Eine Modifikation des Nagelschen Farbengleichungsapparates ist neuerdings von Köllner angegeben worden und wird von ihm empfohlen[2]). Uns fehlt jede eigene Erfahrung darüber. Wir möchten aber auch diesem Apparat gegenüber große Skepsis anempfehlen, da auch bei ihm die Prüfung auf Benennung von Farben basiert ist, was wir für prinzipiell falsch halten.

---

[1]) und in Anbetracht dessen, daß er nur Pigmentfarben liefert, auch verhältnismäßig teuer (Preis 60 M).

[2]) Preis M. 35.

d) Nagels Tafeln zur Untersuchung des Farbenunterscheidungsvermögens. Die Nagelschen Tafeln beruhen auf dem zuerst von Stilling angegebenen Prinzip, zur Prüfung Farben zu benutzen, die dem Normalen verschieden, dem Farbenblinden bzw. Farbenschwachen aber gleich erscheinen, und deswegen von ihm verwechselt werden (Verwechselungsfarben). Die Tafeln haben auf weißem Grund je einen Ring, der aus kleinen, gleichgroßen farbigen Punkten zusammengesetzt ist. Einige Tafeln bestehen nur aus Punkten in einer Farbe; die Punkte unterscheiden sich aber durch ihre Helligkeit und werden vom Farbenuntüchtigen infolgedessen leicht für verschiedenfarbig gehalten. Auf anderen Tafeln sind die Ringe aus verschiedenfarbigen Punkten zusammengesetzt; die Farben sind aber so gewählt, daß sie dem Farbenblinden oder Farbenschwachen gleich erscheinen müssen.

Nagel hat besonderes Gewicht darauf gelegt, daß die einzelnen farbigen Punkte des Ringes sich bei einer bestimmten Entfernung nur in der Macula lutea abbilden. Er ging dabei von der Tatsache aus, daß sich bei vielen Farbensinnstörungen die Macula lutea anders verhält, als die umgebende Netzhaut, und daß für das Farbenunterscheidungsvermögen in der Armee, der Marine, dem Eisenbahndienst usw. lediglich das zentrale Sehen in Betracht kommt. Ferner hat Nagel versucht, die Proben so einzurichten, daß man mit ihrer Hilfe auch gleichzeitig die Differentialdiagnose zwischen den verschiedenen Farbensinnstörungen stellen kann.

Der nähere Gang der Untersuchung geht aus der den Nagelschen Tafeln beigegebenen Anweisung hervor. Nagel legt besonderen Wert darauf, daß seine Prüfungsvorschriften aufs strengste eingehalten und nicht selbständig abgekürzt werden, weil jede Frage einen besonderen Zweck verfolgt.

Nagel hat sich insofern große Verdienste um die Farbensinnuntersuchung erworben, als er zuerst auf die Unzulänglichkeit der Holmgreenschen Wollprobe hinwies und gleichzeitig eine neue Methode schuf, die zweifellos einen erheblichen Fortschritt bedeutete. Seine Proben sind handlich, billig und relativ einfach; sie haben deswegen auch in spezialistischen Kreisen vielfach sehr schnell Anhänger gefunden. v. Michel bezeichnete sie in der Berliner Ophthalmologischen Gesellschaft als einen sehr großen Fortschritt in der Farbensinnuntersuchung und als sehr zuverlässig. Nach Rosmanis, der sich eingehend mit der

Frage der bahnärztlichen Farbensinnprüfung beschäftigte, ist das glatte Bestehen der Nagelschen Tafeln unbedingt beweisend für Farbentüchtigkeit. Demgegenüber vertritt v. Siklossy auf dem 14. internationalen medizinischen Kongreß in Budapest gelegentlich der Besprechung eines Statutenentwurfs für das Generalinspektorat der Ungarischen Eisenbahnen und Dampfschiffe die Ansicht, daß mit den Nagelschen Tafeln zu schwer zu „hantieren" sei. Die Beantwortung der einzelnen Fragen setze „zuviel Intelligenz, Bildung und logische Deutungsweise" voraus und überrage nach dieser Richtung hin die Fähigkeiten der Prüflinge bei weitem. Stilling fand eine Anzahl von Personen, die seine Tafeln (neuere Auflagen) nicht zu lesen vermochten, die Nagelschen Tafeln aber glatt bestanden. Er meint, daß „die Nagelschen Tafeln dem Urteil des Untersuchten über die Farbe viel zu viel Spielraum lassen, und daß die verlangte Differenzierung von ganz mattem grünlichen Grau und reinem Grau die Anforderungen an das Urteil viel zu hoch spanne. Man komme bei dieser Prüfungsart in die Lage, ganz Normalsichtige auszuschließen und habe andererseits doch oft Gelegenheit zu beobachten, daß von aufmerksamen Personen die Prüfung bestanden werde, obwohl sie nicht imstande sind, pseudoisochromatische Zahlen zu lesen".

Zu einem ähnlichen Ergebnis gelangt neuerdings auch Seydel. Er hat unter 352 Personen, die auf Grund der Prüfung mit den Nagelschen Tafeln für farbenuntüchtig oder wenigstens für zweifelhaft erklärt waren, 139, d. h. 40% noch als farbentüchtig nachweisen können, als er sie mit anderen Methoden, Stillingschen Tafeln und Anomaloskop, nachuntersuchte. Andererseits hat er auch Fälle beobachtet, die die Nagelschen Tafeln trotz vorhandener Farbensinnstörungen glatt gelesen hatten, unter anderen einen ausgesprochenen Deuteranopen, der die Nagelschen Tafeln vollkommen richtig las. Nach Seydels Ansicht sind die Nagelschen Tafeln auch für viele nicht gerade unintelligente Leute zu schwierig, speziell was die Unterscheidung von Grau und Grün betrifft. Ferner lassen sie der persönlichen Auffassung des Untersuchers einen zu weiten Spielraum. Der eine erkenne schon auf Farbenuntüchtigkeit, wenn einzelne grüne und graue Punkte nicht auseinandergehalten werden können, ein anderer sei weniger skrupulös und fände nichts dabei, daß der Prüfling einzelne graue Tüpfel zwischen roten für grünlich anspricht, und übersähe dabei einen Anomalen. Seydel hat infolgedessen und seitdem er sein Urteil durch eine vollkommene Methode (Untersuchung am Anomaloskop) kontrollieren kann, das Vertrauen zur Sicherheit der Nagelschen Tafeln mehr und mehr verloren.

Wir selbst sind zunächst ohne jedes Vorurteil an die Nagelschen Tafeln herangegangen. An der Hand eines besonders reichhaltigen Untersuchungsmaterials (Kaiserliche Marine) gelangten wir sehr bald und unabhängig von den Stillingschen und Seydelschen Ergebnissen zu der Überzeugung, daß die Nagelschen Tafeln durchaus nicht das halten, was man von ihnen erwartet hatte.

Eine Kritik erscheint uns um so notwendiger, als diese Untersuchungsmethode obligatorisch und als einzige bei der Armee, Marine und Eisenbahn eingeführt ist.

Unsere eigenen, bei Anwendung der Nagelschen Proben gesammelten Erfahrungen, die in jedem Falle durch andere Proben und schließlich grundsätzlich noch durch das Anomaloskop nachkontrolliert wurden, und die Einwände, die wir gegen die Prüfung mit den Nagelschen Tafeln zu erheben haben, fassen wir in folgenden Hauptpunkten zusammen:

Zur gegenseitigen Verständigung zwischen Arzt und Prüfling ist eine Benennung der Farben notwendig.

Wir haben bereits oben bei der allgemeinen Besprechung der Diagnose der Farbensinnstörungen ausführlich auf das Bedenkliche derartiger Benennungen hingewiesen. Gerade bei der Anwendung der Nagelschen Tafeln konnten wir recht häufig feststellen, daß falsche Benennungen auch bei völlig intaktem Farbensinn vorkommen.

Die Untersuchung ist gleichzeitig zu sehr Intelligenzprüfung.

Es wird von dem gewöhnlichen Mann, mit dem wir es doch häufig bei den Untersuchungen für Eisenbahn und Marine zu tun haben, eine gewisse Überlegung und ein Verständnis für Farbenempfindungen vorausgesetzt, wie er es seiner ganzen Herkunft nach meist nicht besitzt.

Die Nagelschen Tafeln wirken erschwerend und zeitraubend bei Massenuntersuchungen.

In der Kriegsmarine bildet die Farbensinnprüfung einen integrierenden Bestandteil der Einstellungsuntersuchung des seemännischen Personals. Solche Einstellungen dauern tagelang und sind insofern richtige Massenuntersuchungen, als an jedem Tage bis zu 100 und mehr Rekruten von einem Arzt auf ihr Farbenunterscheidungsvermögen untersucht werden müssen. Die Nachteile der Nagelschen Tafeln ergeben sich dabei aus den zuerst besprochenen beiden Hauptpunkten: Die Farbenbenennungen sind vielen Rekruten, insbesondere dem zahlreichen Ersatz aus dem Haff, den Flußniederungen und Litauen, schwer verständlich. Solche Leute werden durch die Fülle verschiedener Farbennüancen, die die ausgebreiteten 16 Nagelschen Tafeln zeigen, verwirrt. Von Hause aus überhaupt nicht an so feine Differenzierungen gewöhnt, suchen sie ihr Erinnerungsvermögen mit heranzuziehen, überlegen lange hin und her und verlegen sich schließlich aufs Raten. Dadurch wird aber viel Zeit verbraucht, ganz abgesehen davon, daß die auf diese Weise gewonnenen Angaben naturgemäß mehr oder weniger wertlos sind.

Die Anforderungen, die bei Massenuntersuchungen an unsere Untersuchungsmethode gestellt werden müssen, sind eben ganz andere, als diejenigen, die bei wissenschaftlichen Untersuchungen in Frage kommen. Wie v. Kries sehr richtig betont, kommt es bei Massenuntersuchungen vor allem darauf an, daß kein Anomaler unentdeckt bleibt, und daß trotzdem die Untersuchung schnell vonstatten geht.

Eine wissenschaftlich einwandsfreie Differentialdiagnose über die nähere Art der Farbensinnstörung ist in den meisten Fällen unmöglich.

Nagel hat zwar versucht hierfür sichere Unterscheidungsmerkmale anzugeben. Dieser Versuch muß jedoch nach unseren Erfahrungen als gescheitert betrachtet werden. Gewiß kann man manchmal auch mit Hilfe der Nagelschen Tafeln zwischen Protanopie und Deuteranopie unterscheiden. In den meisten Fällen gelingt das aber, wie Kontrolluntersuchungen am Anomaloskop beweisen, nicht; der Ausfall der von Nagel eigens für diesen Zweck angegebenen Proben führt oft gerade zu einem falschen Resultat. So haben wir häufig Fälle gefunden, in denen nach den Nagelschen Tafeln Protanopie, in Wirklichkeit aber auf Grund der Untersuchung mit dem Anomaloskop Deuteranopie bestand und umgekehrt. Nagel scheint sich inzwischen selbst von der Unsicherheit dieser Differenzierungsmöglichkeit überzeugt zu haben. Denn in seinen neuesten Auflagen verzichtet er überhaupt darauf einzugehen, „weil der Farbensinn des Rotblinden und Grünblinden praktisch gleich minderwertig ist". In der Praxis werden jedoch vielfach noch ältere Auflagen der Nagelschen Tafeln benutzt. Wir begegnen infolgedessen sehr häufig fertigen Diagnosen über die nähere Art der Farbenblindheit, die einer genaueren Kritik an der Hand des Spektralapparats nicht standhalten. Zum mindesten ist daher eine nachträgliche Berichtigung der Gebrauchsanweisung der älteren Auflagen notwendig.

Auch die Differentialdiagnose zwischen Dichromasie und anomaler Trichromasie ist mit den Nagelschen Tafeln in vielen Fällen nicht zu stellen. Wir haben öfters Personen gefunden, die nach den Nagelschen Tafeln, da sie allein Grau und Grün verwechselten, anomale Trichromaten sein mußten, während sie sich am Anomaloskop als Deuteranopen entpuppten. In einem Falle, der sich am Anomaloskop als rotblind erwies, wurde an den Nagelschen Tafeln nur einmal Grau mit Grün verwechselt, alle übrigen Angaben waren durchaus regelrecht, während an den Stillingschen Tafeln von vornherein eine große Anzahl Tafeln nicht erkannt werden konnten. Bei der Nachuntersuchung von drei Bahnangestellten, die von den zuständigen Bahnärzten nach dem Ergebnis der mit den Nagelschen Tafeln vorgenommenen Prüfung für anomale Trichromaten erklärt waren, stellte sich am Spektralapparat heraus, daß in keinem Falle anomale Trichromasie vorlag. Zwei Mann besaßen in Wirklichkeit normalen Farbensinn, der dritte war ausgesprochener Protanop. Aus unseren in der Kriegsmarine gesammelten Erfahrungen könnten wir mit einer Reihe ähnlicher Beispiele aufwarten[1]; es würde zu weit führen, sie hier einzeln näher aufzuführen. Eine exakte Differentialdiagnose ist jedenfalls mit den Nagelschen Tafeln in den meisten Fällen unmöglich.

Glattes Bestehen der Nagelschen Tafeln ist nicht beweisend für die Farbentüchtigkeit des Untersuchten.

---

[1] Bezüglich der näheren Einzelheiten dieser Fälle siehe Stargardt und Oloff, Über die Bedeutung und Methodik der Farbensinnuntersuchung. Zeitschrift für Augenheilkunde 1912, H. 1, S. 20—21.

Wir sind damit zu dem wichtigsten Punkt der Frage nach dem Wert der Nagelschen Tafeln gelangt. Allein im Laufe der letzten zwei Jahre haben wir bei 6 Matrosen und 1 Seekadetten-Anwärter festgestellt, daß sie die Nagelschen Tafeln glatt bestanden, während die Kontrolle mit dem Anomaloskop und den Stillingschen Tafeln in jedem Falle das Vorhandensein ausgesprochener anomaler Trichromasie ergab. Auf Grund dieser Erfahrungen müssen wir davor warnen, die Nagelschen Tafeln allein anzuwenden. Es ist nötig, sie stets noch durch Benutzung anderer Proben zu kontrollieren. Nach unseren Erfahrungen ist auch die Vermutung berechtigt, daß auch an anderen Orten bei alleiniger Anwendung der Nagelschen Tafeln manche Fälle von Farbenuntüchtigkeit übersehen worden sind.

Wir haben weiter öfters die Wahrnehmung gemacht, daß die Nagelschen Tafeln zu verschiedenen Zeiten von denselben anomalen Trichromaten bald bestanden werden, bald nicht. Das bedeutet naturgemäß ebenfalls einen sehr erheblichen Nachteil dieser Prüfungsmethode. Denn wenn jemand das eine Mal die „obligatorische Prüfung" besteht und bei einer etwaigen Nachuntersuchung nach einem oder mehreren Jahren mit derselben Probe versagt, so kann er in seiner Laufbahn aufs schwerste geschädigt werden. Auf diese Unzuverlässigkeit der Nagelschen Proben ist es auch zurückzuführen, daß die Urteile verschiedener Untersucher vielfach voneinander abweichen. Oft genug haben wir es erlebt, daß der eine Untersucher anomale Trichromasie diagnostizierte, der zweite normalen Farbensinn und der dritte etwa wieder anomale Trichromasie. Der untersuchende Arzt kann da leicht in den Verdacht kommen, ungenau untersucht zu haben; ein Verdacht, der, wie wir selbst gesehen haben, in gewissen Fällen jedenfalls vollkommen unberechtigt ist.

Jedenfalls muß durch derartige Unsicherheiten der Methode das Vertrauen der Untersuchten sowohl, wie der zuständigen Behörden mit Recht erschüttert werden.

Es fehlt jede Möglichkeit, Simulanten zu entlarven.
Wir haben öfters mit Rekruten zu tun gehabt, die ein mangelhaftes Farbenunterscheidungsvermögen vortäuschen, um sich auf diese Weise dem seemännischen Dienst an Bord zu entziehen. Die Nagelschen Tafeln kommen für solche Zwecke überhaupt nicht in Frage.

e) Stillings pseudo-isochromatische Tafeln. Stilling hat zuerst Farbenflecke bei der Prüfung angewandt, die dem Farbenuntüchtigen gleichfarbig erscheinen, in Wirklichkeit es aber nicht sind (daher der Name pseudo-isochromatisch). Jede Tafel enthält in einem Quadrat Tüpfel zweier verschiedener Farben. Die Tüpfel in der einen Farbe bilden bestimmte Zahlen, während die Tüpfel in der anderen Farbe gewissermaßen den Untergrund darstellen. Die Farben sind mit Hilfe eines farbenblinden Malers so gewählt, daß sie den Verwechselungsfarben des Farbenuntüchtigen entsprechen; er vermag nicht die verschieden gefärbten Tüpfel zu unterscheiden, und es gelingt ihm infolgedessen nicht, die Zahlen zu erkennen.

Die Stillingschen Tafeln sind bereits seit über 20 Jahre im Gebrauch und haben inzwischen die 13. Auflage erlebt. Spricht schon diese Tatsache für ihre Zweckmäßigkeit, so besitzen wir außerdem in der Literatur eine Reihe von Angaben, die fast durchweg sehr günstig lauten. Hervorgehoben werden besonders ihre Einfachheit und Handlichkeit, so daß sie sich vorzüglich gerade für die allgemeine Praxis eignen. Overweg und Kimmle[1]) rühmen besonders ihre Brauchbarkeit für die Zwecke der Massenuntersuchung für Musterung, Rekruteneinstellung, Untersuchung in Schulen.

Bei einer der älteren Auflagen der Stillingschen Tafeln war leider die technische Ausführung insofern keine vollkommen fehlerfreie, als verschiedene Zahlentüpfel einen gewissen Glanz aufwiesen und dadurch leicht auch vom Farbenuntüchtigen an der Hand seiner gesteigerten Empfindlichkeit für Helligkeitsdifferenzen richtig erkannt werden konnten. Das brachte die ganze Methode eine Zeitlang etwas in Mißkredit. Dazu kam, daß grade mit diesen mißglückten Proben Nagel seine bekannten Kontrolluntersuchungen vornahm, deren Ergebnis die obligatorische Einführung der Nagelschen Farbentafeln war. Die neuesten Auflagen der Stillingschen Tafeln besitzen die erwähnten Fehler der älteren Auflagen nicht mehr.

Wir sind auf Grund sehr eingehender eigener Untersuchungen, die wir mit diesen neuesten Auflagen angestellt haben, zu folgenden Ergebnissen gekommen:

---

[1]) Deutsche militärärztl. Zeitschrift 1900 bzw. 1903.

Die Proben haben den Vorteil großer Handlichkeit.

Ihre Unterbringung in kleiner Buchform macht die Benutzung mindestens ebenso bequem wie diejenige der Nagelschen Tafeln.

Es fällt jede Farbenbenennung bei der Prüfung weg, weil es nur darauf ankommt, die durch die verschiedenen Farbentüpfel gebildeten Zahlen richtig zu entziffern; die Art der Färbung ist dabei vollkommen belanglos. Wer auch nur eine einzige der Tafeln nicht zu entziffern vermag, ist nach Stilling farbenuntüchtig und damit ungeeignet für jeden verantwortlichen Posten im Eisenbahn- und Marinedienst. Wir können uns dieser Ansicht nur anschließen.

Die Anforderungen an die Intelligenz des Prüflings sind die denkbar geringsten.

Vorbedingung ist eben nur, daß er überhaupt Zahlen lesen gelernt hat. Selbst Kinder und geistig sehr beschränkte Personen verstehen sofort, worauf es ankommt. Zweckmäßig ist es natürlich, mit Tafeln zu beginnen, auf denen die Kontraste besonders stark hervortreten (Tafel 1, 2, 3, 13).

Stilling verzichtet darauf, eine genauere Differentialdiagnose zwischen den einzelnen Farbensinnstörungen mit Hilfe seiner Tafeln zu stellen.

Es scheint das auch uns durchaus gerechtfertigt, weil eine solche Differentialdiagnose sich heutzutage noch nicht sicher mit Pigmentfarben stellen läßt, wie das auch die Erfahrungen mit den Nagelschen Tafeln bewiesen haben.

Bei Massenuntersuchungen kommt man mit den Stillingschen Tafeln im allgemeinen erheblich schneller zum Ziel, als mit den Nagelschen Tafeln. Die Ursache ergibt sich aus den vorher besprochenen drei Punkten (Fortfall der Farbenbenennung und der Differentialdiagnose, Anforderungen an die Intelligenz sehr gering).

Die Stillingschen Proben (neueste Auflage) sind entschieden zuverlässiger als die Nagelschen Tafeln. Es ist bereits früher erwähnt worden, daß die Nagelschen Tafeln in einer Reihe von Fällen glatt bestanden wurden, wo die Kontrolluntersuchung mit dem Spektralapparat das Vorhandensein ausgesprochener Farbenuntüchtigkeit ergab. In Übereinstimmung mit dem Resultat am Anomaloskop konnten auch die Stillingschen

Proben, die wir in solchen Fällen gleichzeitig anwandten, niemals vollkommen richtig entziffert werden.

Auch in denjenigen Fällen von anomaler Trichromasie, bei denen die Nagelschen Tafeln, wenn man wiederholt nachuntersucht, bald bestanden wurden, bald nicht, erwiesen sich die Prüflinge bei der Stillingschen Methode stets als farbenuntüchtig.

Wir möchten besonders betonen, daß bei unseren Untersuchungen das Resultat, das wir mit den Stillingschen Proben erhielten, stets mit dem Resultat am Anomaloskop übereinstimmte.

Die Stillingsche Methode verlangt vom untersuchenden Arzt keine besonderen Vorkenntnisse in der Theorie der Farbensinnstörungen.

So wünschenswert an sich eine gewisse Vorkenntnis auf diesem Gebiet ist, so erübrigt doch nicht jeder Arzt, der Farbensinnuntersuchungen vorzunehmen hat, die Zeit, sich vorher soweit zu orientieren, als das z. B. beim Gebrauch der Nagelschen Tafeln notwendig ist. Auch wird beim Gebrauch der Stillingschen Tafeln dem Ermessen des Untersuchers nicht ein so weiter Spielraum gelassen, wie bei der Anwendung der Nagelschen Tafeln. Das scheint uns besonders bei Massenuntersuchungen von größter Bedeutung, bei denen doch häufig auch jüngere Ärzte verwandt werden müssen, die wenig oder keine Gelegenheit gehabt haben, sich auf dem Gebiete der Farbensinnprüfung genügend zu informieren.

Die Stillingschen Tafeln ermöglichen auch den Nachweis der Blau-Gelb-Blindheit, was bei den Nagelschen Tafeln unberücksichtigt gelassen ist.

Die Stillingschen Tafeln ermöglichen schließlich den Nachweis der Simulation. Zum Nachweis der Simulation hat Stilling zwei Tafeln angefügt, in denen er von dem Prinzip Verwechselungsfarben zu benützen, abgegangen ist. Die Tafeln machen auf den Normalen denselben Eindruck, wie die übrigen Tafeln. Es vermag also auch der Simulant den Tafeln nichts Besonderes anzusehen. Auf den Tafeln sind aber nicht nur die Unterschiede in der Farbe, sondern auch in der Helligkeit so ausgesprochen, daß sie nicht nur vom Normalen, sondern auch von jedem Farbenblinden und Farbenschwachen entziffert werden müssen.

Wer also behauptet, die Tafeln nicht lesen zu können, simuliert unzweifelhaft.

Die Stillingschen Tafeln sind auch zur Entlarvung der Dissimulation zu verwerten.

Es kommt nicht selten vor, daß jemand mit allen Mitteln seine Farbenuntüchtigkeit zu verbergen sucht. Bei den Stillingschen Tafeln liegt nun die Gefahr nahe — und es ist das in der Tat auch schon geschehen —, daß solche Dissimulanten sich auf irgend eine Weise die Stillingschen Tafeln verschaffen, sie sich von Farbentüchtigen erklären lassen und sie auswendig lernen. Gegen diese Dissimulation kann man sich am besten schützen, indem man die Tafeln nicht nach der Reihe lesen läßt, sondern durcheinander.

Es ließen sich auch für solche Zwecke besondere Dissimulationstafeln schaffen, die an bestimmten Stellen einzuschieben wären. Solche Dissimulationstafeln könnten in der Weise hergestellt werden, daß man zwar verschiedenfarbige oder verschieden helle Tüpfel wählt, sie aber nicht in der gewöhnlichen Weise zu Zahlen anordnet.

V. Zusammenfassung und Schluß.

Auf Grund unserer heutigen Erfahrungen stellen die Nagelschen Prüfungstafeln keineswegs eine durchaus einwandfreie und zuverlässige Prüfungsmethode dar. Noch weniger ist das bei dem von Nagel angegebenen Farbengleichungsapparat der Fall.

Die gegenteilige Ansicht, mit der Nagel und Collin im Jahre 1906 beide Prüfungsmethoden der Öffentlichkeit übergaben und schließlich ihre amtliche Einführung bei den deutschen Behörden erreichten, ist inzwischen durch die neuesten wissenschaftlichen Prüfungsergebnisse überholt und widerlegt worden.

Das Monopol, das die genannten beiden Proben z. Z. noch bei der Armee, Marine und Eisenbahn für sich allein in Anspruch nehmen, läßt sich für die Zukunft mit gutem Gewissen nicht mehr aufrecht erhalten. Eine Änderung ist dringend notwendig und zwar nicht nur aus militärischen Gründen und im Interesse der Betriebssicherheit unserer modernen Verkehrsmittel. Mindestens ebenso wichtig ist die Rücksicht auf den Prüfling selbst und auf seine materielle Lage. Es muß mit allen Mitteln vermieden werden, daß bei Wiederholungsprüfungen des Farbensinns immer wieder eine Anzahl der Untersuchten wegen übersehener Farbenuntüchtigkeit in ihrem Fortkommen geschädigt und dadurch Unzufriedenheit in den beteiligten Kreisen verbreitet wird.

Wie läßt sich das erreichen? Einer Herabsetzung der Anforderungen etwa in dem Sinne, daß Farbenschwache noch als geeignet bezeichnet werden dürfen, kann unter keinen Umständen zugestimmt werden. Denn bei der großen Entfernung, in der heutzutage Signale richtig erkannt werden müssen, ist das Farbenempfindungsvermögen des Farbenuntüchtigen und Farbenblinden praktisch als gleich unzureichend zu bezeichnen.

Es bleibt also nichts anderes übrig, als vorsichtiger in der Wahl der Prüfungsmethoden zu sein. Das Idealste wäre in dieser Beziehung der Spektralapparat in der vereinfachten Form des Nagelschen Anomaloskops. Seiner allgemeinen Benutzung stehen jedoch die hohen Anschaffungskosten im Wege, so daß wir in der weitaus größeren Zahl der Farbensinnprüfungen nach wie vor auf Proben angewiesen sind, die aus Pigmentfarben bestehen.

Wir haben gesehen, daß die neuesten Auflagen der Stillingschen Tafeln sich entschieden als zuverlässiger erwiesen haben, als die Nagelschen Tafeln; sie eignen sich außerdem besonders gut für Massenuntersuchungen, mit denen wir es ja bei der Eisenbahn und insbesondere bei der Kriegsmarine in der Hauptsache zu tun haben. Genau zu den gleichen Ergebnissen ist neuerdings und unabhängig von uns auch Seydel gelangt; seine Erfahrungen über die Zweckmäßigkeit der Stillingschen Methode und die Unzuverlässigkeit der Nagelschen Tafeln decken sich durchaus mit den unserigen.

Wir kommen daher zu folgenden Schlüssen:

1. Solange die Nagelschen Tafeln noch als obligatorische Prüfungsmethode gelten, bedürfen sie in jedem Falle der Kontrolle durch Vornahme einer Prüfung mit den Stillingschen Tafeln (neueste Auflagen).

2. Für das Sprechzimmer des nicht berufsmäßig mit Farbenuntersuchungen beschäftigten Arztes, sowie überall da, wo die Untersuchung mit den Nagelschen Proben nicht direkt vorgeschrieben ist, genügen die Stillingschen Tafeln allein zur Untersuchung.

3. In allen Fällen, in denen mit Hilfe der Stillingschen und Nagelschen Tafeln eine exakte Diagnose nicht sicher gestellt werden kann, muß in gewissen Zentralen (Augenabteilungen der Armee- und Marinelazarette, Eisenbahndirektionsbezirke) eine Untersuchung mit dem Anomaloskop stattfinden. Es empfiehlt sich weiter, diejenigen, die Berufung gegen das Resultat einer Farbensinnuntersuchung einlegen, auf alle Fälle sofort am Anomaloskop untersuchen zu lassen.

4. Bei Anwendung der Nagelschen und Stillingschen Tafeln wird zweckmäßig auf jede nähere Differentialdiagnose der Art der Farbensinnstörung verzichtet, weil sich eine solche Differentialdiagnose erfahrungsgemäß mit Pigmentproben nur sehr unsicher stellen läßt. Es genügt, wenn der untersuchende Arzt als Endergebnis ganz allgemein „farbentüchtig" oder „farbenuntüchtig" schreibt und das kurz begründet, indem er bei den Stillingschen Tafeln anführt, welche Tafel nicht gelesen wurde, welche nur mühsam entziffert wurde und indem er bei den Nagelschen Tafeln die Fehler, die gemacht wurden, angibt. Überall da, wo eine genauere Diagnose gewünscht wird, muß dieselbe dem Anomaloskop überlassen werden.

5. Es ist notwendig, daß bei jeder Prüfung angegeben wird, aus welchem Jahre die zur Prüfung benutzten Proben stammen. Denn die verschiedenen Auflagen sowohl der Nagelschen wie der Stillingschen Tafeln sind durchaus nicht gleichwertig.

Anlage.

Schema für den Gang der Untersuchung am Nagelschen Anomaloskop.[1]

Der Untersuchung am Anomaloskop hat die Untersuchung mit den Stillingschen, resp. Nagelschen Proben vorauszugehen.

Untersucht wird am Anomaloskop zuerst, ob eine Rot-Gelbgleichung, zweitens ob eine Grün-Gelbgleichung und drittens ob und welche Rayleighgleichung eingestellt wird.

A. Rot-Gelbgleichung. Rot-Grünschraube wird auf 88 gestellt, das obere Feld zeigt reines spektrales Rot. Der zu Untersuchende soll versuchen, durch Drehung an der Gelbschraube das untere Feld dem oberen vollkommen gleich zu machen. Wird eine Gleichung eingestellt, so haben wir es mit einem Dichromaten zu tun, und zwar mit einem Protanopen, wenn die Gelbschraube auf 10 oder weniger steht (sehr dunkles Gelb), mit einem Deuteranopen, wenn die Gelbschraube auf 20 oder mehr steht (helleres Gelb).

Extrem Anomale können sich bei dieser Prüfung ebenso verhalten, wie Dichromaten!

B. Grün-Gelbgleichung. Rot-Grünschraube wird auf 0 gestellt, das obere Feld zeigt reines spektrales Grün. Der zu Untersuchende soll versuchen, durch Drehung an der Gelbschraube das untere Feld dem oberen Felde vollkommen gleich zu machen.

Wird eine Gleichung eingestellt, so haben wir es mit einem Dichromaten zu tun, und zwar mit einem Protanopen, wenn Gelbschraube auf 60 oder mehr steht (sehr helles Gelb), mit einem Deuteranopen, wenn Gelbschraube auf 40 oder weniger steht (mittelhelles Gelb).

---

[1] Die Zahlen stellen die für unsere Anomaloskope geltenden Werte dar. Bei anderen Apparaten liegen die entsprechenden Werte etwas anders. Mit Hilfe der Rayleighgleichung des Normalen läßt sich die Abweichung leicht feststellen.

Extrem Anomale pflegen eine Grün-Gelbgleichung nicht einzustellen.

C. Rayleighgleichung. Gelbschraube wird auf 14 gestellt. Der zu Untersuchende soll versuchen, durch Drehung der Rot-Grünschraube das obere Feld dem unteren vollkommen gleich zu machen.

a) Es wird eine Gleichung eingestellt. Dann ist der Farbensinn entweder

1. **normal**, wenn Rot-Grünschraube auf 58 steht, oder
2. er liegt noch in **physiologischen Grenzen**, wenn nach unten nicht 54 (erscheint dem Normalen schon grünlich) und nach oben nicht 64 (erscheint dem Normalen schon rötlich) überschritten wird. Oder
3. es kann sich trotz der Einstellung innerhalb des physiologischen Bezirks auf 54—64, um Dichromasie oder „extrem anomale Trichromasie" handeln. In beiden Fällen aber hat man schon durch die vorausgegangene Prüfung der Rot-Gelbgleichung (A) und der Grün-Gelbgleichung (B), und auch durch die Untersuchung mit den Nagelschen und den Stillingschen Tafeln die Diagnose gesichert. Oder
4. es handelt sich um **Rotanomalie**, wenn die Rot-Grünschraube auf mehr als 64 eingestellt ist. Oder
5. es handelt sich um **Grünanomalie**, wenn die Rot-Grünschraube auf weniger als 54 eingestellt ist. Im Falle 4 und 5 erfolgt die Einstellung außerordentlich langsam und unsicher. Bei Wiederholungen ergeben sich gewöhnlich jedesmal andere Resultate.

b) Es wird keine Gleichung eingestellt (nach unseren Erfahrungen selten). Dann handelt es sich um solche Rot- und Grünanomale, für die das auf 14 gestellte Feld zu hell oder zu dunkel ist. In diesem Falle kann man nun so vorgehen:

Entweder läßt man durch Drehung an beiden Schrauben eine Gleichung suchen. Wird bei diesem Verfahren eine Gleichung eingestellt, so handelt es sich um Rotanomalie, wenn das von dem Prüfling eingestellte obere Feld dem Normalen rot und um Grünanomalie, wenn es dem Normalen grün erscheint.

Oder man fordert den zu Untersuchenden auf, durch Drehen an der Rot-Grünschraube im oberen Felde dieselbe Farbe einzustellen, wie im unteren (Skala der Gelbschraube ist auf 14

Schema für den Gang der Untersuchung am Nagelschen Anomaloskop.

gestellt) und dabei die Helligkeit ganz außer acht zu lassen. Hat der zu Untersuchende oben eine Farbe eingestellt, die ihm mit dem unteren Felde übereinzustimmen scheint, so läßt man sich sagen, ob das untere Feld heller oder dunkler erscheint, als das obere, und ändert dann durch Drehen an der Gelbschraube die Helligkeit des unteren Feldes so lange, bis beide Felder auch gleich hell erscheinen.

Oder man wendet das von Köllner speziell für weniger Intelligente angegebene Verfahren an. Man stellt zunächst die Rot-Grünschraube auf 70 (Durchschnittswert des Rotanomalen für die Rayleighgleichung) und läßt nun versuchen durch Drehen der Gelbschraube eine Gleichung herzustellen. Ist das möglich, so haben wir es mit einer Rotanomalie zu tun. Ist es nicht möglich, so stellen wir die Rot-Grünschraube auf 50 (Durchschnittswert des Grünanomalen). Wird jetzt durch Drehung an der Gelbschraube eine Gleichung erzielt, so haben wir es mit einer Grünanomalie zu tun.

Namen- und Sachregister.

Achromat 11.
Achromatopsie 11.
Adaptation 5, 8.
Aderhauterkrankungen 17.
Adlersche Probe 27.
Anomaloskop 7, 9, 21—26, Anlage.

Benennung von Farben 19, 20, 31.
Blau-Gelbblindheit 9, 37.

Collin 27, 28, 38.

Deuteranopie 10, 20, 25, 33.
Dichromasie 10, 24.
Differentialdiagnose 20, 40.
Dissimulation 37.
Dunkeladaptation 8.
Duplizitätstheorie 8.

Eisenbahn 3, 11, 16, 17, 18, 40.
Ermüdung 16.
Extrem Anomale 16, 25.
Erythropsie 18.

Farbenblindheit angeborene 10.
— erworbene 17.
— Häufigkeit 11, 15.
— partielle 11.
— Sehen bei 12.
— totale 11.
— Vererbung 12.
Farbenmischungsapparat 7, 19.
Farbenmischungsgesetze 5.
Farbennuance 5.
Farbenphotographie 6.
Farbenschwäche 15.
Farbensinn, normaler 7, 8.
— Störungen 9 ff.
— Theorien 7—9.
— Untersuchung 1—3, 18 ff.
Farbenton 5.

Gegenfarben 7, 8.
Gleichungen, Rot und Gelb 25, 26, Anlage.
Grün und Gelb 25, 26, Anlage.
Grünanomal 15, 24.
Grünblind 11.

Helligkeit 5.
Helmholtz, Farbensinntheorie 7.
— Farbenmischungsapparat 7, 19.
Hering 8.
Holmgreen 2,
Holmgreensche Wollproben 1, 26, 27, 29.
Homogene Lichter 5, 6.

Köllner 24, 26, 28.
König 15.
Komplementärfarben 6.
Komponententheorie 8.
Kontrasterscheinungen 16.
Kreisel (Maxwell) 7.
Kries, v., 8, 19, 32.

Lederer 19.
Lichtgemische 6.

Marine 3, 11, 16, 18, 31, 39, 40.
Massenuntersuchungen 31, 39.
Maxwell 7.
Michel v. 29.
Monochromat 11.

Nagel 2, 15, 24, 28, 32, 33, 38.
Nagelsche Tafeln 1, 24, 27, 29 bis 34, 39, 40.
Nagelscher Farbengleichungsapparat 28, 38.
Netzhautablösung 17.

Oloff 1, 33.
Overweg (u. Kimmerle) 35.

Pigmentfarben 5, 7, 19.
Prinz 2.
Protanopie 10, 20.
Pseudo-isochromatische Tafeln 35.
Purpurfarbe 6.

Rayleigh 15.
Rayleighgleichung 23, 26.
Retinitis 17.
Römer 19.
Rosmanis 29.
Rotanomal 15, 24.
Rotblind 11.
Rot-Grünblindheit 9.

Santonin 18.
Sehpurpur 8.
Sehsubstanz 9.
Seydel 1, 30, 31, 39.
Signallaternen 18.
Siklossy v. 30.
Simulation 34, 37.
Spektrum 4.
— Helligkeitsmaximum 13.
— Verkürzung 13.

Stargardt 1, 33.
Stilling 1, 24, 29, 30, 31, 32.
Stillingsche Tafeln 28, 30, 35 bis 40.

Ton einer Farbe 5.
Trichromat 10, 15, 20.
Trichromasie, normale 10, 23.
— anomale 10, 15, 16, 22—24, Anlage.
Tritanopie 10.

Unglücksfälle durch Farbenblindheit 2.

Violettblindheit 11.
Violettanomal 15.

Wellenlänge 4.

Xantopsie 18.

Young, vgl. Helmholtz.

Zentralskotom 17.

Verlag von Julius Springer in Berlin

Augenpraxis für Nichtspezialisten
Von Dr. med. R. Birkhäuser,
Augenarzt in Basel.
Mit 32 Figuren im Text und auf 4 Tafeln. 1911.
In Leinwand gebunden Preis M. 4.—.

Leseproben für die Nähe
aus der Universitäts-Augenklinik Bern.
Von Dr. med. Rudolf Birkhäuser,
Augenarzt in Basel.
Mit einem Vorwort von Prof. Dr. A. Siegrist-Bern. 1911.
Gebunden Preis M. 4.80.

Untersuchung der Pupille und der Irisbewegungen beim Menschen
Von Dr. Karl Weiler,
Assistent der Psychiatrischen Klinik in München.
Mit 43 Figuren im Text und auf 3 Tafeln. 1910.
Preis M. 6.60.

Das Schielen
Ätiologie, Pathologie und Therapie.
Von Claud Worth, F.R.C.S.
Autorisierte deutsche Ausgabe von Dr. E. H. Oppenheimer.
Mit 25 Textfiguren. 1905.
Preis M. 4.—.

Die ultravioletten Strahlen der modernen künstlichen Lichtquellen und ihre angebliche Gefahr für das Auge
Eine gemeinverständliche Darstellung.
Von Dr.-Ing. W. Voege.
Mit 9 Textfiguren. 1910.
Preis M. 1.—.

Zu beziehen durch jede Buchhandlung

Verlag von Julius Springer in Berlin

Taschenbuch z. Untersuchung nervöser u. psychischer Krankheiten und krankheitsverdächtiger Zustände. Eine Anleitung für Mediziner und Juristen, insbesondere für beamtete Ärzte. Von Dr. W. Cimbal, Nervenarzt und leitender Arzt der Psychiatrischen Abteilung des Städt. Krankenhauses zu Altona. 1909. In Leinwand gebunden Preis M. 3.60.

Praktische Neurologie für Ärzte von Prof. Dr. M. Lewandowsky in Berlin. Mit 20 Textfiguren. 1912. Preis M. 6.80; in Leinwand gebunden Preis M. 7.60.

Hygienisches Taschenbuch für Medizinal- und Verwaltungsbeamte, Ärzte, Techniker und Schulmänner. Von Dr. Erwin von Esmarch, Geh. Medizinalrat, o. ö. Professor der Hygiene an der Universität Göttingen. Vierte, vermehrte und verbesserte Auflage. 1908. In Leinwand gebunden Preis M. 4.—.

Die forensische Blutuntersuchung. Ein Leitfaden für Studierende, beamtete und sachverständige Ärzte und Kriminalisten. Von Dr. Otto Leers, Assistent der Königl. Unterrichtsanstalt für Staatsarzneikunde in Berlin. Mit 30 Textfiguren und 3 Tafeln. 1910. Preis M. 6.—; in Leinwand gebunden M. 6.80.

Diagnose und Therapie der inneren Krankheiten. Ein Handbuch für die tägliche Praxis. Von Dr. Georg Kühnemann, Oberstabsarzt a. D., prakt. Arzt in Berlin-Zehlendorf. 1911. In Leinwand gebunden Preis M. 6.—.

Soziale Medizin. Ein Lehrbuch für Ärzte, Studierende, Medizinal- und Verwaltungsbeamte, Sozialpolitiker, Behörden und Kommunen. Von Dr. med. Walther Ewald, Privatdozent an der Akademie für Sozial- und Handelswissenschaften in Frankfurt a. Main, Stadtarzt in Bremerhaven. Erster Band. Mit 76 Textfiguren und 5 Karten. 1911. Preis M. 18.—; in Leinwand gebunden M. 20.—. Der zweite Band erscheint voraussichtlich im Frühjahr 1913.

Diätetik innerer Erkrankungen. Zum praktischen Gebrauch für Ärzte und Studierende. Nebst einem Anhang: Die diätetische Küche. Von Prof. Dr. Th. Brugsch, Oberarzt der II. Medizin. Klinik der Universität Berlin. 1911. Preis M. 4.80; in Leinwand geb. M. 5.60.

Einführung in die moderne Kinderheilkunde. Ein Lehrbuch für Studierende und Ärzte. Von Prof. Dr. B. Salge, Direktor der Universitäts-Kinderklinik in Freiburg i. B. Dritte, vermehrte Auflage. Mit 15 Textfiguren. 1912. In Leinwand gebunden Preis M. 9.—.

Zu beziehen durch jede Buchhandlung

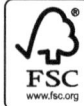

MIX
Papier aus verantwortungsvollen Quellen
Paper from responsible sources
FSC® C105338

If you have any concerns about our products,
you can contact us on
ProductSafety@springernature.com

In case Publisher is established outside the EU,
the EU authorized representative is:
**Springer Nature Customer Service Center GmbH
Europaplatz 3, 69115 Heidelberg, Germany**

Printed by Libri Plureos GmbH
in Hamburg, Germany